国家级职业教育规划教材
对接世界技能大赛技术标准创新系列教材
全国职业院校健康与社会照护专业教材

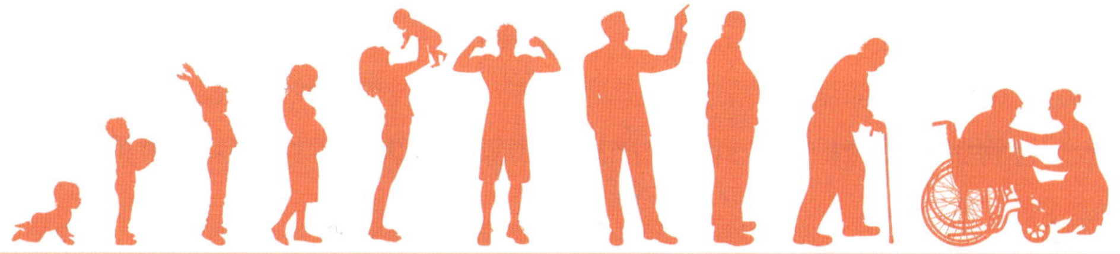

HEALTH AND SOCIAL CARE

董韵捷　颜婉彤　主编

生活照护

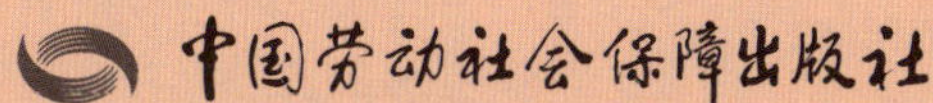

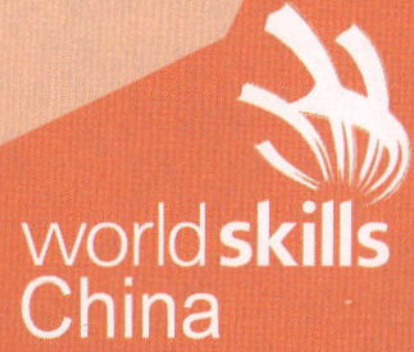

简　　介

本教材主要内容包括环境清洁与安全、身体清洁照护、进食照护、排泄照护、睡眠照护、安全移动照护、心理照护、安全用药等日常生活照护技能，以及酒精擦浴和冰袋降温照护、糖尿病足照护、鼻饲置管照护、吸氧与吸痰照护、伤口换药照护、膀胱冲洗照护、肛管排气照护、康复功能训练等协助医疗照护技能。

图书在版编目（CIP）数据

生活照护 / 董韵捷，颜婉彤主编 . -- 北京：中国劳动社会保障出版社，2021
全国职业院校健康与社会照护专业教材
ISBN 978-7-5167-4853-4

Ⅰ. ①生…　Ⅱ. ①董…　②颜…　Ⅲ. ①护理学－职业教育－教材　Ⅳ. ①R47

中国版本图书馆 CIP 数据核字（2021）第 061464 号

中国劳动社会保障出版社出版发行

（北京市惠新东街 1 号　邮政编码：100029）

*

北京市艺辉印刷有限公司印刷装订　　新华书店经销

787 毫米 × 1092 毫米　16 开本　11 印张　176 千字

2021 年 5 月第 1 版　　2025 年 8 月第 4 次印刷

定价：32.00 元

营销中心电话：400-606-6496

出版社网址：http://www.class.com.cn

http://jg.class.com.cn

对接世界技能大赛技术标准创新系列教材

编审委员会

主　任：刘　康

副主任：张　斌　王晓君　刘新昌　冯　政

委　员：王　飞　翟　涛　杨　奕　张　伟　赵庆鹏

姜华平　杜庚星　王鸿飞

健康与社会照护专业课程改革工作小组

课改校：山东医药技师学院

河南医药技师学院

杭州第一技师学院

广州市轻工技师学院

技术指导：周　嫣

编　辑：杨绘春

本书编审人员

主　编：董韵捷　颜婉彤

主　审：李娉婷

序

世界技能大赛由世界技能组织每两年举办一届，是迄今全球地位最高、规模最大、影响力最广的职业技能竞赛，被誉为“世界技能奥林匹克”。我国于 2010 年加入世界技能组织，先后参加了五届世界技能大赛，累计取得 36 金、29 银、20 铜和 58 个优胜奖的优异成绩。第 46 届世界技能大赛将在我国上海举办。2019 年 9 月，习近平总书记对我国选手在第 45 届世界技能大赛上取得佳绩作出重要指示，并强调，劳动者素质对一个国家、一个民族发展至关重要。技术工人队伍是支撑中国制造、中国创造的重要基础，对推动经济高质量发展具有重要作用。要健全技能人才培养、使用、评价、激励制度，大力发展技工教育，大规模开展职业技能培训，加快培养大批高素质劳动者和技术技能人才。要在全社会弘扬精益求精的工匠精神，激励广大青年走技能成才、技能报国之路。

为充分借鉴世界技能大赛先进理念、技术标准和评价体系，突出“高、精、尖、缺”导向，促进技工教育与世界先进标准接轨，完善我国技能人才培养模式，全面提升技能人才培养质量，人力资源社会保障部于 2019 年 4 月启动了世界技能大赛成果转化工作。根据成果转化工作方案，成立了由世界技能大赛中国集训基地、一体化课改学校，以及竞赛项目中国技术指导专家、企业专家、出版集团资深编辑组成的对接世界技能大赛技术标准深化专业课程改革工作小组，按照创新开发新专业、升级改造传统专业、深化一体化专业课程改革三种对接转化原则，以专业培养目标对接职业描述、专业课程对接世界技能标准、课程考核与评价对接评分方案等多种操作模式和路径，同时融入健康与安全、绿色与环保及可持续发展理念，开发与世界技能大赛项目对接的专业人才培养方案、教材及配套教学资源。首批对接 19 个世界技能大赛项目共 12 个专业的成果将于 2020—2021 年陆续出版，主要用于技工院校日常专业教学工作中，充分发挥世界技能大赛成果转化对技工院校技能人才的引领示范作用。在总结经验及调研的基础上选择新的对接项目，陆续启动第二批等世界技能大赛成果转化工作。

希望全国技工院校将对接世界技能大赛技术标准创新系列教材，作为深化专业课程建设、创新人才培养模式、提高人才培养质量的重要抓手，进一步推动教学改革，坚持高端引领，促进内涵发展，提升办学质量，为加快培养高水平的技能人才作出新的更大贡献！

2020 年 11 月

目　录

模块一
照护程序

照护程序是指照护者以照护对象为中心，根据照护对象的具体身体情况和实际需求进行评估，为其量身制订科学的照护计划并实施照护工作的过程。

任务一 照护实施前评估

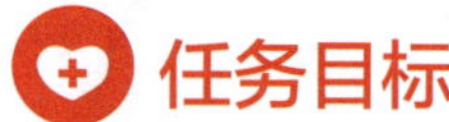

任务目标

1. 了解照护实施前评估工作的要求。
2. 熟悉老年人生活自理能力评估常用评定量表以及日常生活活动评定方法。
3. 能对照护对象进行评估，并做好记录工作。

任务描述

赵某，男，72 岁，今天上午入住照护中心，目前病情稳定、意识清醒，现需要对赵某的基本情况进行评估。假设你是赵某的照护者，你该如何执行此项操作?

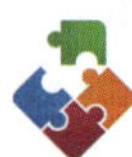

任务讨论

1. 如何评估赵某的基本情况？需要重点评估哪些方面?
2. 可选用哪些量对赵某进行评估?
3. 在评估赵某的基本情况时，应该注意哪些事项?

方法指导

在实施评估前，需要对赵某身体综合情况、合作程度等进行全面评估，以便后期采取有针对性的照护措施。

相关知识

一、评估的内容和方法

1. 评估的内容

（1）一般情况

包括照护对象的年龄、职业、单位、职务、民族、文化程度、宗教信仰、住址、家庭成员、在家庭中的地位和作用等。

（2）精神及情感状况

包括照护对象对疾病和健康的认识、精神状态、情绪状态、人格类型、感知和辨别能力、对压力的反应、对自己目前状况的看法等。

（3）环境状况

确定照护对象有无安全感，并根据照护对象的年龄和精神状况分析是否需要安全保护措施。注意是否有交叉感染的环境因素。

（4）感觉状况

包括视觉、听觉、嗅觉、触觉、味觉等。

（5）运动神经状况

包括行动是否方便，对日常和剧烈活动的承受能力，关节有无畸形，肌肉有无萎缩，是否需要拐杖、轮椅等。

（6）营养状况

包括照护对象的胖瘦，有无体重增减，有无偏食，喜欢吃什么，胃肠道有无手术史，检查或服药对食欲有无影响等。

（7）呼吸状况

包括照护对象呼吸频率、节律、呼吸音，体位对呼吸的影响，有无吸烟史，吸烟多长时间，每天吸烟量等。

（8）体温状况

包括照护对象对体温的主诉，体温测量值，出汗的时间和方式，有无盗汗等。

（9）舒适和休息状况

了解照护对象不舒适的原因，寻找哪些措施可使照护对象感到舒适。了解照护对象睡眠是否充足，寻找方法帮助照护对象提高睡眠质量。

2. 评估的方法

（1）观察

通过视、听、嗅、味、触等感觉来获得照护对象的信息。

（2）交谈

通过与照护对象或其家属、朋友的交谈来获取所需要的信息。

（3）体查

运用望、触、叩、听、嗅等技巧对照护对象进行体格检查，以收集与照护有关的生理资料。

（4）查阅记录

查阅照护对象的病历、照护记录以及有关文献。

二、生活自理能力评估

下面以老年人为例，说明生活自理能力评估的具体操作过程。

1. 基本概念

（1）能力

能力是指个体顺利完成某一活动所必需的主观条件。

（2）能力评估对象

能力评估对象是需要接受照护服务的人。

（3）日常生活活动

日常生活活动是指个人为了满足日常生活的需要，每天所进行的必要活动（包括进食、梳妆、洗漱、洗澡、如厕、穿衣等）和功能性移动（包括翻身、坐起、行走、驱动轮椅、上下楼梯等）。

2. 老年人能力评估指标

老年人能力评估指标体系包含 4 个一级指标和 22 个二级指标。

（1）一级指标

一级指标共 4 个，包括日常生活活动、精神状态、感知觉与沟通、社会参与。日常生活活动是指个体日常活动的基本动作和技巧。精神状态是指个体在认知功能、行为、情绪等方面的外在表现。感知觉与沟通是指个体在意识水平、视力、听力、沟通交流等方面的主观条件。社会参与是指个体与周围人群和环境的联系与交流状况。

（2）二级指标

二级指标共 22 个，日常生活活动包括 10 个二级指标。精神状态包括 3 个二级指标。感知觉与沟通包括 4 个二级指标。社会参与包括 5 个二级指标。

3. 常用评定量表（见表 1-1-1 至表 1-1-4）

表 1-1-1　老年人能力评估评定量表

日常生活活动能力	精神状态与社会参与能力				感知觉与沟通能力			
	0 分	1 ~ 8 分	9 ~ 24 分	25 ~ 40 分	0 分	1 ~ 4 分	5 ~ 8 分	9 ~ 12 分
0 分	完好	完好	轻度受损	轻度受损	完好	完好	轻度受损	轻度受损
1 ~ 20 分	轻度受损	轻度受损	中度受损	中度受损	轻度受损	轻度受损	中度受损	中度受损
21 ~ 40 分	中度受损	中度受损	中度受损	重度受损	中度受损	中度受损	中度受损	重度受损
41 ~ 60 分	重度受损	重度受损	重度受损	重度受损	重度受损	重度受损	重度受损	重度受损

表 1-1-2　老年人日常生活活动能力评定量表

评估项目	具体评价指标及分值	分值
1. 卧位状态左右翻身	0 分：不需要帮助	
	1 分：在他人的语言指导下或照看下能够完成	
	2 分：需要他人动手帮助，但以自身完成为主	
	3 分：主要靠帮助，自身只是配合	
	4 分：完全需要帮助或更严重的情况	
2. 床椅转移	0 分：个体可以独立地完成床椅转移	
	1 分：个体在床椅转移时需要他人监控或指导	
	2 分：个体在床椅转移时需要他人少量接触式帮助	
	3 分：个体在床椅转移时需要他人大量接触式帮助	
	4 分：个体在床椅转移时完全依赖他人	
3. 平地步行	0 分：个体能独立平地步行 50 m 左右，且无摔倒风险	
	1 分：个体能独立平地步行 50 m 左右，但存在摔倒风险，需要他人监控，或使用拐杖、助行器等辅助工具	
	2 分：个体在步行时需要他人少量扶持帮助	
	3 分：个体在步行时需要他人大量扶持帮助	
	4 分：无法步行，完全依赖他人	

续表

评估项目	具体评价指标及分值	分值
4. 非步行移动	0分：个体能够独立地使用轮椅（或电动车）从A地移动到B地	
	1分：个体使用轮椅（或电动车）从A地移动到B地时需要监护或指导	
	2分：个体使用轮椅（或电动车）从A地移动到B地时需要少量接触式帮助	
	3分：个体使用轮椅（或电动车）从A地移动到B地时需要大量接触式帮助	
	4分：个体使用轮椅（或电动车）时完全依赖他人	
5. 活动耐力	0分：正常完成日常活动，无疲劳	
	1分：正常完成日常活动轻度费力，有疲劳感	
	2分：完成日常活动比较费力，经常疲劳	
	3分：完成日常活动十分费力，绝大多数时候都很疲劳	
	4分：不能完成日常活动，极易疲劳	
6. 上下楼梯	0分：不需要帮助	
	1分：在他人的语言指导下或照看下能够完成	
	2分：需要他人动手帮助，但以自身完成为主	
	3分：主要靠帮助，自身只是配合	
	4分：完全需要帮助，或更严重的情况	
7. 食物摄取	0分：不需要帮助	
	1分：在他人的语言指导下或照看下能够完成	
	2分：使用餐具有些困难，但以自身完成为主	
	3分：需要喂食，喂食量超过一半	
	4分：完全需要帮助，或更严重的情况	
8. 修饰：包括刷牙、漱口、洗脸、洗手、梳头	0分：不需要帮助	
	1分：在他人的语言指导下或照看下能够完成	
	2分：需要他人动手帮助，但以自身完成为主	
	3分：主要靠帮助，自身只是配合	
	4分：完全需要帮助，或更严重的情况	
9. 穿/脱上衣	0分：不需要帮助	
	1分：在他人的语言指导下或照看下能够完成	
	2分：需要他人动手帮助，但以自身完成为主	
	3分：主要靠帮助，自身只是配合	
	4分：完全需要帮助，或更严重的情况	

续表

评估项目	具体评价指标及分值	分值
10. 穿 / 脱裤子	0 分：不需要帮助	
	1 分：在他人的语言指导下或照看下能够完成	
	2 分：需要他人动手帮助，但以自身完成为主	
	3 分：主要靠帮助，自身只是配合	
	4 分：完全需要帮助，或更严重的情况	
11. 身体清洁	0 分：不需要帮助	
	1 分：在他人的语言指导下或照看下能够完成	
	2 分：需要他人动手帮助，但以自身完成为主	
	3 分：主要靠帮助，自身只是配合	
	4 分：完全需要帮助，或更严重的情况	
12. 使用厕所	0 分：不需要帮助	
	1 分：在他人的语言指导下或照看下能够完成	
	2 分：需要他人动手帮助，但以自身完成为主	
	3 分：主要靠帮助，自身只是配合	
	4 分：完全需要帮助，或更严重的情况	
13. 小便控制	0 分：每次都能不失控	
	1 分：每月失控 1 ～ 3 次	
	2 分：每周失控 1 次左右	
	3 分：每天失控 1 次左右	
	4 分：每次都失控	
14. 大便控制	0 分：每次都能不失控	
	1 分：每月失控 1 ～ 3 次	
	2 分：每周失控 1 次左右	
	3 分：每天失控 1 次左右	
	4 分：每次都失控	
15. 服用药物	0 分：自己能在正确的时间服用正确的药物	
	1 分：在他人的语言指导下或照看下能够完成	
	2 分：如果事先准备好服用的药物，可自行服药	
	3 分：主要依靠帮助服药	
	4 分：完全不能自行服用药物	
上述评估项目总分为 60 分，本次评估得分为__________分		

表 1-1-3　精神状态与社会参与能力评定量表

评估项目	具体评价指标及分值	分值
1. 时间定向	0 分：时间观念（年、月、日、时）清楚	
	1 分：时间观念有些下降，年、月、日清楚，但有时相差几天	
	2 分：时间观念较差，年、月、日不清楚，可知上半年或下半年	
	3 分：时间观念很差，年、月、日不清楚，可知上午或下午	
	5 分：无时间观念	
2. 空间定向	0 分：可单独出远门，能很快掌握新环境的方位	
	1 分：可单独来往于近街，知道现住地的名称和方位，但不知回家路线	
	2 分：只能单独在家附近行动，对现住地只知名称，不知道方位	
	3 分：只能在左邻右舍间串门，对现住地不知名称和方位	
	5 分：不能单独外出	
3. 人物定向	0 分：知道周围人们的关系，知道祖孙、叔伯、姑姨、侄子、侄女等称谓的意义。可分辨陌生人的大致年龄和身份，可用适当称呼	
	1 分：只知家中亲密近亲的关系，不会分辨陌生人的大致年龄，不能称呼陌生人	
	2 分：只能称呼家中人，或只能照样称呼，不知其关系，不辨辈分	
	3 分：只认识同住的亲人，可称呼子女或孙子女，可辨熟人和生人	
	5 分：只认识保护人，不辨熟人和生人	
4. 记忆	0 分：总是能够保持与社会、年龄所适应的长、短时记忆，能够完整地回忆	
	1 分：出现轻度的记忆紊乱或回忆不能（不能回忆即时信息，3 个词语经过 5 min 后仅能回忆 0 ~ 1 个）	
	2 分：出现中度的记忆紊乱或回忆不能（不能回忆近期记忆，不记得上一顿饭吃了什么）	
	3 分：出现重度的记忆紊乱或回忆不能（不能回忆远期记忆，不记得自己的老朋友）	
	5 分：记忆完全紊乱或完全不能正确回忆既往事物	
5. 攻击行为	0 分：没出现	
	1 分：每月出现 1 ~ 2 次	
	2 分：每周出现 1 ~ 2 次	
	3 分：过去 3 天里出现过 1 ~ 2 次	
	5 分：过去 3 天里天天出现	

续表

评估项目	具体评价指标及分值	分值
6. 抑郁症状	0 分：没出现	
	1 分：每月出现 1 ～ 2 次	
	2 分：每周出现 1 ～ 2 次	
	3 分：过去 3 天里出现过 1 ～ 2 次	
	5 分：过去 3 天里天天出现	
7. 强迫行为	0 分：无强迫症状（如反复洗手、关门、上厕所等）	
	1 分：每月有 1 ～ 2 次强迫行为	
	2 分：每周有 1 ～ 2 次强迫行为	
	3 分：过去 3 天里出现过 1 ～ 2 次	
	5 分：过去 3 天里天天出现	
8. 财务管理	0 分：能独立完成对金钱的管理、支配、使用	
	1 分：因担心算错，每月管理约 1000 元	
	2 分：因担心算错，每月管理约 300 元	
	3 分：接触金钱机会少，主要由家属代管	
	5 分：完全不接触金钱	
上述评估项目总分为 40 分，本次评估得分为__________分		

表 1-1-4　感知觉与沟通能力评定量表

评估项目	具体评价指标及分值	分值
1. 意识水平	0 分：神志清醒，对周围环境警觉	
	1 分：嗜睡，表现为睡眠状态过度延长。当呼唤或推动其肢体时可唤醒，并能正确地交谈或执行指令，停止刺激后又继续入睡	
	2 分：昏睡，一般的外界刺激不能使其觉醒，给予较强烈的刺激时可有短时的意识清醒，醒后可简短回答提问，当刺激减弱后又很快进入睡眠状态	
	3 分：昏迷，处于浅昏迷时回避疼痛刺激，并有痛苦表情。处于深昏迷时对刺激无反应（若评定为昏迷，直接评定为重度失能，可不进行后续项目的评估）	
2. 视力（若平日戴老花镜或近视镜，应在佩戴眼镜的情况下评估）	0 分：视力完好，能看清书报上的标准字体	
	1 分：视力有限，看不清报纸上的标准字体，但能辨认物体	
	2 分：辨认物体有困难，但眼睛能跟随物体移动，只能看到光、颜色和形状	
	3 分：没有视力，眼睛不能跟随物体移动	

续表

评估项目	具体评价指标及分值	分值
3. 听力（若平时佩戴助听器，应在佩戴助听器的情况下评估）	0 分：可正常交谈，能听到电视、电话、门铃的声音	
	1 分：轻声说话或说话距离超过 2 m 时听不清	
	2 分：正常交流有些困难，需在安静的环境大声说话或语速很慢才能听到	
	3 分：完全听不见	
4. 沟通交流（包括非语言沟通）	0 分：无困难，能与他人正常沟通和交流	
	1 分：能够表达自己的需要或理解别人的话，但需要增加时间或给予帮助	
	2 分：可勉强与人交往，谈吐内容不清楚，表情不恰当	
	3 分：不能表达需要或理解他人的话	
上述评估项目总分为 12 分，本次评估得分为＿＿＿＿分		

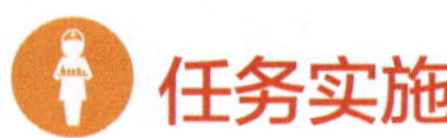

任务实施

一、评估与沟通

通过查阅照护对象的病历、照护记录，了解到赵某为新入住长期照护中心的照护对象。在现场通过询问、观察等方法，对赵某年龄、体重、病情、意识、活动能力、心理状况、文化程度等进行评估。结论：赵某病情稳定、意识清醒，可配合操作。

二、评估准备

1. 评估室准备

保持评估室安静、整洁、光线明亮、空气清新、温度适宜（25 ℃左右）、湿度适度（30% ~ 80%）。评估室需配备空调器、温湿度计，拥有足够的照明、采光和通风条件。有条件时，可建立 2 个评估室，分别满足门诊及医院不同功能状态老年人的评估需求。评估室面积一般为 18 ~ 22 m^2。

2. 照护者准备

衣着整洁，指甲整齐，洗净双手。

3. 用品准备

纸、笔、老花镜、评定量表、手部消毒液等。

4. 照护对象准备

可提前如厕，根据病情取舒适体位。

三、评估实施

1. 协助赵某到评估室。

2. 向赵某说明评估的目的、注意事项及配合要点，并征得赵某同意后实施。

3. 选用评估工具，对赵某进行评估。

4. 注意事项

（1）评估时要观察照护对象的实际操作能力，不能仅依靠语言交流。

（2）选择合适的时间和地点。

（3）评估时要注意保护好照护对象的安全。

（4）避免照护对象疲劳，可以分几次评定。

四、整理用品，做好记录

1. 整理用品：分类处理，物归原处。

2. 床单位：整洁、舒适。

3. 赵某：体位舒适，符合病情要求。

4. 照护者按要求进行手部清洁。

5. 记录：对实施照护的时间、照护措施与建议、评估结果、特殊情况等进行记录。

能力测评

项目	测评标准	得分
知识学习（30分）	能否认真听老师讲课（2分）	
	听课过程中是否提出问题（4分）	
	能否回答评估的要点（6分）	
	能否回答老年人能力评估内容（6分）	
	能否回答老年人日常生活活动能力评估要点（4分）	
	能否说出感知觉与沟通能力评估要点（8分）	

续表

<table>
<tr><th>项目</th><th colspan="2">测评标准</th><th>得分</th></tr>
<tr><td>技能要求（50 分）</td><td>操作是否标准、规范（50 分）</td><td>1. 遵守相关的法律法规（2 分）
2. 维护环境的安全、清洁，保护照护对象安全（5 分）
3. 按 WHO“5 个洗手时刻”进行手部清洁（5 分）
4. 实施有效的时间管理（2 分）
5. 以照护对象为中心（5 分）
6. 评估全面、细致（5 分）
7. 展示良好评估技巧（10 分）
8. 与照护对象沟通时，体现团队的作用（3 分）
9. 操作符合人体工程原理（5 分）
10. 物品的取用、存放、安置合理，不浪费（3 分）
11. 操作后进行物品整理（2 分）
12. 操作后进行规范记录（3 分）</td><td></td></tr>
<tr><td rowspan="5">职业素质（20 分）</td><td colspan="2">专业形象良好，自信、友善（3 分）</td><td></td></tr>
<tr><td colspan="2">沟通顺畅、自然、有效，能够运用沟通技巧，恰如其分地传递信息(6 分）</td><td></td></tr>
<tr><td colspan="2">实施任务过程中充分体现专业知识能技能（3 分）</td><td></td></tr>
<tr><td colspan="2">对突发状况能快速应变，具有较强的解决问题能力（3 分）</td><td></td></tr>
<tr><td colspan="2">关注照护对象的情绪、病情变化和照护对象的需要，并给予有效的情感支持（5 分）</td><td></td></tr>
</table>

实践演练

江某，女，62 岁，56 kg，独居，退休中学语文教师，有多年高血压史，目前病情稳定、意识清楚。假设你是江某所在社区卫生服务中心的一名照护者，将对江某进行生活自理能力评估，请实施操作并做好记录。

任务二
制订照护计划

任务目标

1. 了解制订计划的要求、内容与种类。
2. 熟悉评估常用评定量表以及日常生活活动评定方法。
3. 能为照护对象制订照护计划，预防因考虑不周出现的意外。

任务描述

江女士，73 岁，发热 38 ℃。晚上她去浴室的时候感到头晕乏力，后跌倒，家人将其送院治疗。她的左下臂外侧有擦伤、淤青，并用悬吊带作保护、支撑。她被诊断为肺炎，需要口服抗生素，每 4 h 监测一次生命体征。假如你是江女士的照护者，将要为江女士完成生命体征监测、深呼吸训练和药物使用指导、敷料更换。现在是 10：00，请为今天的照护内容制订一份计划。

任务讨论

1. 照护计划制订的要求是什么?
2. 制订照护计划有哪些注意事项?

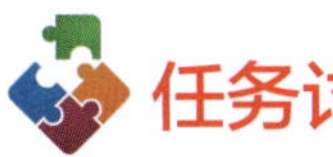

方法指导

照护计划需以照护对象为中心，即以江女士为中心，根据任务（生命体征监测、深呼吸训练和药物使用指导、敷料更换）确定计划内容。需要对任务规划时间表并写出任务目标。

相关知识

一、照护计划制订的要求

1. 照护计划内容包含所有的任务。

2. 照护计划具有可操作性。

3. 有完整的时间规划。科学安排工作顺序和重点任务。

4. 工作目标简洁、明确。

二、照护计划的内容

1. 对照护诊断进行排序

根据健康问题的轻、重、缓、急，将多个照护诊断按紧迫性次序进行排列。优先解决直接危及病人生命、需要立即解决的问题。例如：

（1）解决威胁照护对象生命的问题，如清理呼吸道无效（痰液黏稠咳不出）等问题。

（2）解决虽不会威胁照护对象生命，但能导致体征或情绪变坏的问题，如活动无力易摔倒、皮肤水肿易受损等。

（3）解决照护对象生活中的问题，如营养失调、娱乐能力缺失等。

2. 设定照护预期目标（预期结果）

照护预期目标是指经过照护活动期望照护对象达到的状态。

（1）目标的种类

1）短期目标：在几小时或几天内能达到的目标。

2）长期目标：相对较长时间才能实现的目标。

【例 1】

每 2 h 用一次止痛药，以缓解病人疼痛。

用药 2 h 后，病人自诉疼痛减轻。

出院前教产妇给新生儿洗澡，出院前产妇能够正确给新生儿洗澡。

【例 2】

2 天后病人能有效地咳痰并每日饮水 1 500 mL。

2 天后病人能有效咳痰。

2 天后病人饮水量达到 1 500 mL。

（2）目标设定的原则

1）目标陈述应简单明了，切实可行，属于照护工作范围。

2）一个目标针对一个照护诊断。

3）目标应有具体时限，可观察和测量。

4）目标应与医疗工作相协调。

3. 设定照护措施

照护措施是指照护者按照预定照护计划，采取照护措施协助照护对象解决生活问题，实现维持健康生活目标所采取的具体方法。

（1）照护措施的内容

照护措施包括照护级别、饮食照护、睡眠、排泄、身体活动、情绪疏导以及配合医护行为等。

（2）照护措施的类别

根据实施措施的自主行为，可将照护措施分为：

1）依赖性照护措施：如护士执行医嘱打针输液。

2）独立性照护措施：照护者在职责范围内，依据所收集的资料，经过独立思考后决定实施的措施，如天气变化时帮助照护对象增减衣物。

3）协作性照护措施：照护者与其他医务人员合作完成的照护措施，如为留置导管危重病人翻身。

4. 照护计划成文

将照护计划制成表格形式，包括日期、时间、照护诊断、预期目标、照护措施、效果评价等栏目。

三、照护计划的种类

1. 入院照护计划

入院照护计划是指照护者对新入院照护对象进行入院评估后制订的综合照护计划，一般包括帮助照护对象了解院规、熟悉环境、结识室友等内容。入院照护计划要在照护对象入院后尽早实施，并根据情况及时修改。

2. 住院照护计划

住院照护计划是指根据照护对象评估资料制订更为个性化的住院照护计划。照护人员每日制订的照护计划应包括：确定照护对象的健康状况是否发生改变，排列本班照护活动的优先顺序，决定本班需要解决的主要问题，协调照护活动，通过一次照护活动解决照护对象多个问题。

3. 出院照护计划

慢性病人长期带病生存，出院后的照护是一个长期的工作。有效的出院照护计划从第一次接触照护对象开始，照护者要根据照护对象出院时的健康状况和治疗要求制订出院后延续性照护计划。

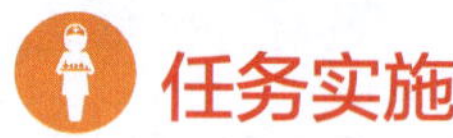

任务实施

一、评估与沟通

通过查阅照护对象的病历、照护记录、任务描述进行评估，为制订计划做准备。

二、工作准备

1. 照护环境准备

环境安静，整洁，光线明亮，空气清新，温湿度适宜。

2. 照护者准备

衣着整洁，洗净双手。

3. 用品准备

纸、笔、直尺、彩色笔等。

三、制订照护计划

1. 分析照护对象

在案例中，江女士所在的环境为医院。江女士是一位 73 岁的老年人，目前诊断为肺炎，有发热史、跌倒史且导致左下臂外侧有擦伤、淤青，并使用悬吊带进行支撑、保护。

2. 对任务进行排序，规划时间并确定任务目标

根据案例要求，今天需要为江女士进行生命体征监测、深呼吸训练和药物使用指导、敷料更换，时间规划应从早上 10：00 开始。因江女士有发热史，每 4 小时需要测

量体温一次，应将此任务放在首位进行，其余三个任务按照护者的习惯进行排序即可。

3. 写出照护计划并进行检查

照护计划的具体样式及要求以所在机构或单位要求为准，但应符合照护计划制订的要求。以下照护计划可供参考。

江女士的照护计划

照护时间	照护任务	照护目标	照护执行人
10:00—10:10	为江女士测量体温	江女士的体温被正确测量并记录，知晓她目前的情况及照护需求	×××
10:11—10:20	为江女士更换敷料	旧敷料被移除，正确清洁伤口，更换干洁敷料并固定妥当	×××
10:21—10:25	对江女士进行深呼吸训练指导	江女士可独立、正确进行深呼吸	×××
10:26—10:30	对江女士进行药物使用指导	江女士知晓如何遵医嘱用药，了解服药的重要性，能识别药物副作用，紧急情况下能正确、及时寻求医务人员的帮助	×××

四、整理用品，做好记录

能力测评

项目	测评标准		得分
知识学习（30分）	能否认真听老师讲课（2分）		
	听课过程中是否提出问题（4分）		
	能否回答计划制订的要求（6分）		
	能否回答计划制订的内容（6分）		
	能否回答计划的种类（4分）		
	能否说出感知觉与沟通能力评分要点（8分）		
技能要求（50分）	操作是否标准、规范（50分）	1. 工作计划具有可操作性（10分） 2. 计划内容包含所有的任务（6分） 3. 有完整的时间规划（5分） 4. 工作计划有逻辑性（11分） 5. 工作目标简洁、明确（5分） 6. 工作目标以照护对象为中心（10分） 7. 在规定时间内完成工作计划（3分）	

续表

项目	测评标准	得分
职业素质（20分）	专业形象良好，自信、友善（3分）	
	沟通顺畅、自然、有效，能够运用沟通技巧，恰如其分地传递信息（6分）	
	实施任务过程中，充分体现专业知识技能（3分）	
	对突发状况能快速应变，具有较强的问题解决能力（3分）	
	关注照护对象的情绪、病情变化和照护对象的需要并给予有效的情感支持（5分）	

实践演练

秦先生，55岁，前天进行了腹腔镜下阑尾切除术，由于恢复情况良好，预计今天下午出院。他昨晚光脚去卫生间时不慎扭伤脚踝，目前没有术后问题的征兆，但是自己不能站立，脚踝红肿、疼痛。秦先生独居，未婚，曾经是一名网球运动员，喜欢运动，只有在阅读时戴眼镜。

如果你是他的照护者，今天10：00将对他进行照护，内容包括评估他的疼痛、给出预防跌倒的建议、照护伤口、给予出院指导。请你就以上任务制订一份照护计划。

任务三 实施照护

任务目标

1. 掌握洗手法、无菌技术等操作规范。
2. 熟悉照护结果的评价方法。
3. 能根据照护计划实施照护，预防操作感染，防止出现并发症。

任务描述

丁某，女，80 岁，入住照护中心 5 年，有心绞痛，目前情况稳定、意识清楚。她以前是一名花艺师，有两个孩子，孩子们每个周末会来看她。假设你是丁某的照护者，现在是 8∶30，你来到她的房间协助她洗漱、穿衣、在房间里行走、整理床铺。作为照护者，你该如何实施照护?

任务讨论

1. 如何评估丁某的基本情况? 需要重点评估哪些方面?
2. 在实施操作中，应该注意哪些事项?

方法指导

在实施照护前，需对丁某和需要完成的任务等进行评估。实施评估前，需要对其身体综合情况、合作程度等进行全面评估。丁某目前情况稳定、意识清楚，可配合操作。丁某为老年人，有跌倒的风险，实施照护过程中需关注丁某的安全，防止其坠床、受伤等，实施照护后需要及时记录。

相关知识

一、洗手法操作规范

1. 目的

洗去污垢细菌，减少将病原体带给照护对象、物品及个人的机会。

2. 用品准备

洗手液（肥皂）、毛巾（纸巾）、洗手池、盛污物容器等。

3. 操作要点

（1）洗手前取下手部饰物并修剪指甲。打开水龙头，湿润双手，取洁净肥皂或洗手液。

（2）掌心相对，手指并拢，相互揉搓。

（3）手心对手背，沿指缝相互揉搓，交换进行。

（4）掌心相对，双手交叉，沿指缝相互揉搓。

（5）弯曲手指，使关节在另一手掌心旋转揉搓，交换进行。

（6）右手握住左手大拇指旋转揉搓，交换进行。

（7）将五个手指尖并拢放在另一手掌心旋转揉搓，交换进行。

（8）用流动水冲净双手。

（9）如水龙头为手拧式开关，应采用防止手部再污染的方法关闭水龙头。

二、无菌技术操作规范

1. 目的

（1）防止病原体侵入人体。

（2）防止无菌物品、无菌区域及无菌溶液在使用时被污染。

2. 用品准备

手消毒剂、无菌持物钳或持物镊（见图 1-3-1）、治疗盘、无菌包、无菌弯盘包、器械方盒、无菌治疗碗包、手套、无菌溶液、棉签、消毒剂、表、笔、盛污物容器等，必要时备启瓶器、标签。

3. 操作要点

（1）洗手，戴口罩。

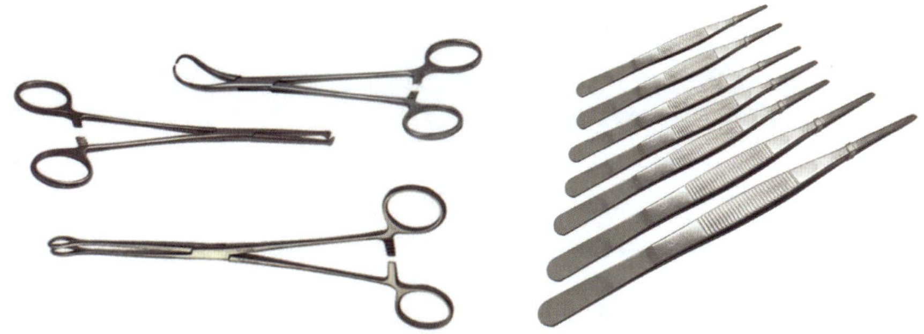

图 1–3–1　无菌持物钳、持物镊

（2）取、放无菌持物钳时，钳端应闭合向下，用后立即放回容器内。

（3）检查无菌包名称、灭菌日期、化学指示带颜色变化情况，并按要求打开无菌包。

（4）取出一块治疗巾，铺垫无菌治疗盘（见图 1–3–2）。

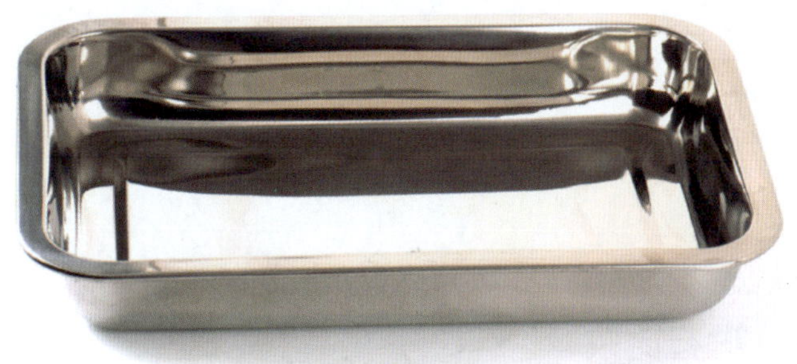

图 1–3–2　无菌治疗盘

（5）取无菌弯盘包，打开后将无菌弯盘（见图 1–3–3）放于无菌治疗盘内。

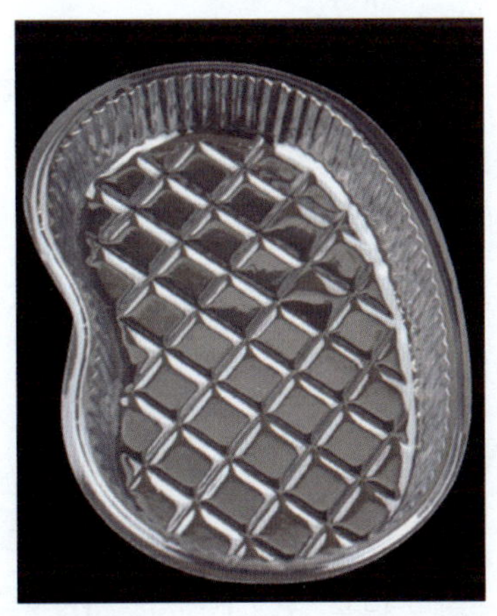

图 1–3–3　无菌弯盘

（6）检查无菌容器名称、灭菌日期、化学指示带，打开无菌容器盖。从无菌容器中取物时，应将盖子完全打开，避免物品触碰边缘。

（7）放入无菌物品后，展开扇形折叠层，盖住物品，上下层边缘对齐。开口处向上反折，两侧边缘向下反折后备用，记录铺盘日期及时间。

（8）按要求检查无菌溶液，打开瓶盖，倒出少许溶液冲洗瓶口，再由原处倒出适量溶液于无菌治疗碗内。注明开瓶日期。

（9）打开手套包，用滑石粉涂擦双手，再用戴好手套的手插入另一手套返折面内（手套外面），将手套戴好。

（10）一手捏住另一手套腕部外面，翻转脱下，再用脱下手套的手插入另一手套内，将其往下翻转脱下。

（11）按消毒技术规范要求处理使用后物品。

三、照护结果评价和完善方法

照护结果评价是指将照护结果与预期目标进行比较，并做出评定和完善的过程。

1. 收集资料

在原有评估的异常资料基础上收集新出现的异常资料。

2. 与预期目标进行比较

（1）判断预期目标是否实现

1）目标完全实现。

2）目标部分实现。

3）目标未实现。

（2）分析原因

1）收集的资料是否准确、全面?

2）照护目标是否正确?

3）照护措施是否适合病人？执行是否有效?

4）病人是否配合?

5）病情是否已经改变或有新的问题发生？原定计划是否失效?

（3）重审照护计划

1）停止：对于已解决问题，同时停止照护诊断及照护措施。

2）继续：照护问题尚未彻底解决，照护目标与照护措施得当，应继续执行原计划。

3）取消：原有的潜在照护问题未发生，危险因素也不再存在，应取消原计划。

4）修订：通过对部分目标实现和未实现的原因进行分析，找出症结所在，然后修改照护诊断、目标、措施中不适当的地方。

5）增加：在评价过程中若照护对象出现了新的照护问题，应将新的照护诊断、目标、措施列入照护计划。

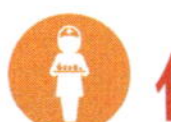

任务实施

一、评估与沟通

通过查阅照护对象的病历和照护记录，了解到丁某已入住长期照护中心 5 年，对于操作流程、环境等都较为适应。在现场对丁某的体重、病情、意识、活动能力、心理状况、文化程度等进行评估，为实施照护操作做准备。在照护过程中需注意安全，防止丁某跌倒。丁某病情稳定、意识清醒，可配合操作。

二、照护准备

1. 照护环境准备

安静，整洁，光线明亮，空气清新，温湿度适宜。

2. 照护者准备

衣着整洁，洗净双手。

3. 用品准备

干净衣物、手部消毒液、拐杖等。

4. 照护对象准备

提前如厕，根据病情取舒适体位。

三、照护实施

1. 携用品至丁某床旁。
2. 向丁某说明来意，介绍注意事项及配合要点，征得丁某同意后操作。
3. 协助丁某洗漱、穿衣。
4. 协助丁某在房间里行走。

5. 整理丁某的床单位。

6. 照护实施的注意事项

（1）协助丁某洗漱、洗衣、行走时，尽可能增加丁某的参与度，让丁某完成力所能及的事情。

（2）需要时刻关注丁某的安全。

（3）可结合丁某的家人、过去的职业（花艺师）进行交谈，有助于拉近关系。

四、整理用品，做好记录

1. 整理用品：分类处理，物归原处。
2. 床单位：整洁、舒适。
3. 丁某：体位舒适，符合病情要求。
4. 照护者进行手部清洁。
5. 记录：对实施照护的时间、照护措施与建议、评估结果、特殊情况等进行记录。

能力测评

<table>
<tr><th>项目</th><th colspan="2">测评标准</th><th>得分</th></tr>
<tr><td rowspan="6">知识学习
（30 分）</td><td colspan="2">能否认真听老师讲课（2 分）</td><td></td></tr>
<tr><td colspan="2">听课过程中是否提出问题（4 分）</td><td></td></tr>
<tr><td colspan="2">能否回答评估照护对象的要点（6 分）</td><td></td></tr>
<tr><td colspan="2">能否回答洗手法操作规范要求（6 分）</td><td></td></tr>
<tr><td colspan="2">能否回答无菌技术操作规范要求（4 分）</td><td></td></tr>
<tr><td colspan="2">能否陈述照护结果评价方法（8 分）</td><td></td></tr>
<tr><td>技能要求
（50 分）</td><td>操作是否标准、规范
（50 分）</td><td>1. 遵守相关的法律法规（2 分）
2. 维护环境的安全、清洁、便捷，规避风险，保护照护对象安全（5 分）
3. 按 WHO “5 个洗手时刻”进行手部清洁（5 分）
4. 实施有效时间管理（2 分）
5. 以照护对象为中心（5 分）
6. 评估全面细致（5 分）
7. 展示良好的照护技巧（10 分）
8. 与照护对象沟通时，体现团队的作用（3 分）
9. 操作符合人体工程原理（5 分）
10. 物品的取用、存放合理，不浪费（3 分）
11. 操作后进行物品整理（2 分）
12. 操作后进行规范记录（3 分）</td><td></td></tr>
</table>

续表

项目	测评标准	得分
职业素质（20分）	专业形象良好，自信、友善（3分）	
	沟通顺畅、自然、有效，能够运用沟通技巧和方法，恰如其分地传递信息（6分）	
	实施任务过程中充分体现专业知识技能（3分）	
	对突发状况能快速应变，具有较强的问题解决能力（3分）	
	关注照护对象的情绪、病情变化和照护对象的需要，并给予有效的情感支持（5分）	

实践演练

冯某，男，一年前诊断出帕金森后，日常口服药物，有轻微的震颤和行动僵硬缓慢。近日他的妻子住院，冯某依赖于一个兼职帮手进行日常活动。冯某昨天不慎摔伤了左臂。假设你是冯某所在社区卫生服务中心的一名照护者，将上门为他进行服务，任务包括为冯某伤口换药并给予伤口照护建议、演示并协助冯某使用助行架、给予冯某预防跌倒的指导，请实施照护并做好记录。

模块二

日常生活照护技能

日常生活照护是指照护者根据照护对象的身体情况，为其提供身体清洁、进食、排泄、睡眠、安全移动、心理疏导、用药等方面的生活照护。在开展照护工作前，照护者需创设适宜开展照护工作及有利于照护对象康复的环境，并做好安全防护工作。不同的照护对象对日常生活照护需求不同，因此照护者必须在对照护对象做出正确评估后方可实施照护操作，并能及时应对突发情况，做好照护记录工作。

任务一 环境清洁与安全

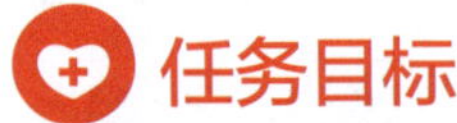

任务目标

1. 了解环境清洁与安全的工作要求。
2. 能为照护对象提供床单位与被服保洁服务，创造清洁、整齐、安全的环境，确保操作过程中的安全。

任务描述

陈某，女，一年前因脑血管意外导致左侧偏瘫后入住照护中心。陈某长期卧床，需定时变换体位并检查皮肤状况，目前她皮肤完整，有留置尿管。今天是定期为她更换被服的时间，作为照护者，你应该如何实施照护？

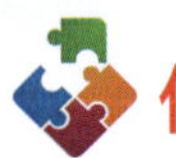

任务讨论

1. 应如何评估陈某的基本情况？
2. 针对陈某的状况，应如何帮助她保持床单位及被服的清洁？
3. 在实施操作过程中，应注意哪些事项？

方法指导

陈某目前左侧偏瘫，身体移动、体位变换时需要照护者指导及协助。保持床单位的清洁是预防压疮等并发症，并使病人感觉舒适的基本要求。在实施照护前，照护者需要对照护对象的身体综合情况、合作程度等进行全面评估，根据评估结果采取照护措施。在照护过程中，需关注陈某的安全，防止其坠床、受伤。实施照护后，照护者需要进行记录。

相关知识

环境清洁与安全的照护主要是通过全面评估照护对象，了解照护需求并提供改善环境的服务。照护者可通过整理床单位、更换被服等实施照护。

一、起居室的清洁与安全

1. 起居室的清洁

（1）室内物品清洁

家具不宜用鸡毛掸之类工具拂扫灰尘，否则灰尘会重新落在家具上，同时室内灰尘飘浮有害健康。正确的方法是用半干半湿的抹布抹去家具上的灰尘。另外，垃圾要及时清理。

（2）地面清洁

根据居室地面情况，可选用扫帚、拖布或吸尘器清洁地面。清洁地面的顺序为：从里到外，从角、边到中间，由小处到大处，由床下、桌底到一般地面。清洁时，依顺序倒退着向门口清洁。宜采用湿式清扫，避免尘土飞扬。清洁地面后应及时擦干，以免照护对象滑倒。清洁后开窗通风半小时，以去除清洁剂的味道，但要避免空气对流使照护对象受凉。不随意搬动室内物品，桌椅及其他物品移动后应及时归位，过道上不能放置物品，避免照护对象绊倒。

2. 起居室内要求

（1）房间的要求——光线充足，环境安静

1）房间最好选择朝向南面或东南面，以保证房间光线充足，但不要让光线直射到照护对象的头部或面部，以免引起不适。房间应有窗帘或百叶窗，以便于照护对象休息时能遮挡较强的光线。

2）最好选择安静的房间。部分照护对象对噪声敏感，容易因噪声影响休息和睡眠。为了降低噪声，可给桌椅脚安装橡胶垫。在工作中应该做到走路轻、说话轻、动作轻，为照护对象创造安静的休息环境。

（2）家具的要求——简单实用

1）照护对象的家具应轻便小巧，设计成圆角或套防撞海绵垫，以防碰伤。

2）床头柜和床角应该作弧形处理。床旁可放躺椅或椅子，以便于照护对象休息。

3）桌椅的高度要便于照护对象起坐和行走。家具应靠墙摆放，减少行走障碍。

（3）房间装饰的要求——简洁美观

1）色彩要沉稳，以偏暖色调为宜。

2）灯光使用同一色系，亮度适中。

3）装饰品宜少不宜杂，可采用直线、平行的布置法，力求统一协调。

（4）起居室的通风

通风可调节室内外温差，使新鲜的空气进入室内，增加室内氧气含量，也是消除室内不良气味的重要措施。居室通风不良，空气污浊，会增加呼吸道疾病传播的机会。冬季每日可开窗通风 1 ~ 2 次，每次约 10 min，开窗时要做好照护对象的保暖工作。通风条件差的房间，应安装空气调节装置，使空气流通。照护对象在室内排便后也要及时开窗通风，以消除室内不良的气味。

（5）房间的温度

冬季房间的温度以 18 ~ 22 ℃为宜，夏季以 26 ~ 28 ℃为宜。温度过低或过高都会使人感觉不适。室内应备有温度计，以便及时了解室温变化。室内的冷风、暖风不要直接吹到照护对象的身体上。

（6）房间的湿度

房间的湿度一般应保持 50% ~ 60%。室内应配有湿度计，以便观察湿度。当湿度过低时，夏季可以往地面洒水，冬季可使用加湿设备等。

3. 起居室的安全

（1）房门及把手

房间的门口不要设门槛，门把手要方便照护对象使用，不要安装旋转式门把手。

（2）起居室安全设备

起居室应设置呼叫器或按铃，以便照护对象在需要帮助时能及时呼叫其他人。起居室应选择防滑地板，必要时使用防滑地毯或地垫。在照护对象经常活动的地方，应装上固定的扶手。

（3）灯光设备

要根据照护对象的年龄和疾病情况调节室内灯光的亮度。一般老年人房间的亮度要比年轻人高 3 ~ 4 倍。照护对象经常走动的地方光线要充足。晚间要有照明设备，不能因为夜间使用时间少而全部关闭。安装在墙壁上的电灯开关，要有灯光显示，以便照护对象夜间找到开关。床旁要设置可调节亮度的床头灯或台灯，开关应放置在易触及的地方。

4. 感染人群房间的消毒与清洁

(1) 病毒性肝炎

食具、洗漱、刮面用具专用，餐具、水杯等应定期煮沸消毒。照护对象的粪便、呕吐物、尿液及鼻咽分泌物应放在有消毒剂(5% 漂白粉)的有盖容器中浸泡 1 h 后，再倒入污水处理系统中。

(2) 肺结核

室内应经常通风，以减少病菌总数。就餐后，所有餐具需煮沸消毒。卧具每日在阳光下暴晒 2 h。擦拭口鼻分泌物的纸需焚烧处理。

5. 临终者的房间清洁和终末处理

(1) 做好自我防护

(2) 环境用物消毒

关闭门窗，打开床旁桌抽屉，摊开棉被，竖起床垫，用紫外线或空气消毒机消毒，消毒 1 ~ 2 h 后开窗通风。墙壁、桌椅、门把手用含有效氯 500 mg/L 或 0.5% 过氧乙酸溶液喷洒或擦拭消毒。体温计、听诊器等用酒精棉擦拭消毒。餐具、茶杯、药杯擦拭后，煮沸或微波消毒。衣服、被褥等需在日光暴晒 6 h（每面晒 3 h）以后再清洗消毒。垃圾、分泌物应焚烧或用漂白粉消毒。

二、卫生间的清洁与安全

1. 卫生间的清洁

(1) 洗漱用具及生活用品洁净，摆放适宜。

(2) 毛巾用肥皂水清洗后，拿到阳光下暴晒 6 ~ 8 h。

(3) 洗脸盆先用肥皂或去污粉清除污垢，并用流动的水冲洗。然后，倒入消毒液进行浸泡消毒。一般浸泡消毒 30 min。

(4) 便器先清除内容物，用肥皂或去污粉清除污垢，并用流动的水冲洗。然后，倒入消毒液进行浸泡消毒。一般浸泡消毒 30 min。

(5) 卫生间墙面一般采用瓷砖或地板砖，墙面水渍可用洗洁精或去污粉兑清水，用干净抹布蘸少许擦拭，然后用清水清洁。

(6) 抽水马桶盖可用抹布由外到里擦干净，马桶边缘及内侧的污垢用专用的刷子进行洗刷，清水冲洗。

（7）浴缸、洗手盆可用干净抹布或毛巾蘸清洁剂清洗，然后用清水冲洗。浴室地面先用清洁剂擦拭，再用清水冲洗，最后用干布擦干。

2. 卫生间的安全

（1）卫生间应靠近卧室，地面尽量少出现门槛或台阶，门的宽度要方便轮椅进出。

（2）卫生洁具应选用白色，以便观察照护对象排泄物有无异常。

（3）卫生纸等应放置在便于拿取的地方。

（4）卫生间的门要向外开，当照护对象在卫生间突发意外时，照护人员能及时、方便地进入。卫生间门上五金件无尖角，易于单手握持或操作。

（5）卫生间要设置呼叫器或按铃，以便照护对象在需要帮助时能及时呼叫其他人。

（6）卫生间的地面不能有水，必要时可配备防滑垫。

（7）浴缸前应铺设防滑垫。

三、床单位整理要求

1. 每日整理床单位，每月更换被罩、床单、枕巾。
2. 平时要保持床单位清洁、干燥、平整、舒适。

任务实施

一、评估与沟通

通过查阅照护对象的病历、照护记录，可以了解到陈某为左侧偏瘫，在现场对陈某的年龄、体重、病情、意识、局部皮肤状况、活动能力、心理状况等进行评估，为实施照护操作做准备。陈某已入住中心 1 年，熟悉操作流程，能予以配合。陈某的留置尿管在操作过程中应避免牵拉，以防尿液返流等。

二、照护准备

1. 照护环境准备

房间内无进行中的治疗或进餐，环境宽敞明亮，温度适宜。

2. 照护者准备

衣着整洁，洗净并按需温暖双手。

3. 用品准备

干净的床单、被套、枕套、毛巾被等(上层放被单，中层放被套，下层放枕套)，床扫及床扫套，弯盘，治疗车等。

4. 照护对象准备

按需提前如厕。

三、照护实施

1. 携用品至陈某床旁。

2. 向陈某说明更换被服的目的、注意事项及配合要点（见图 2-1-1），征得其同意后操作。

3. 移开床旁桌，距床 20 cm。将床旁椅置于床尾正中，距床 15 cm。

4. 把陈某移至床的一边

（1）为陈某夹闭尿管并固定。

（2）请陈某用健侧（右侧）手臂扶住患侧（左侧）的手臂，放在胸部附近（见图 2-1-2）。

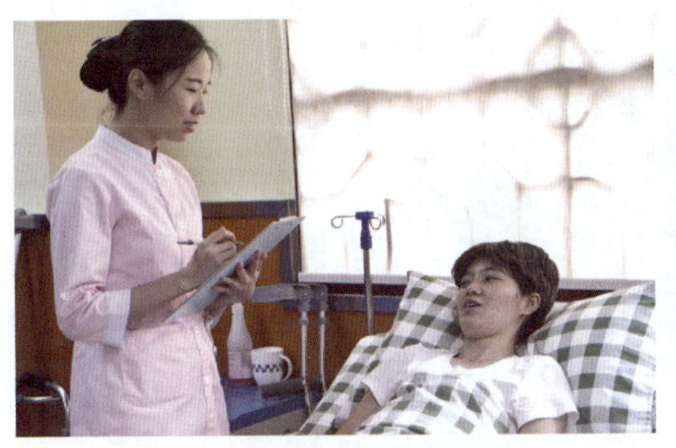

图 2-1-1　与照护对象进行沟通

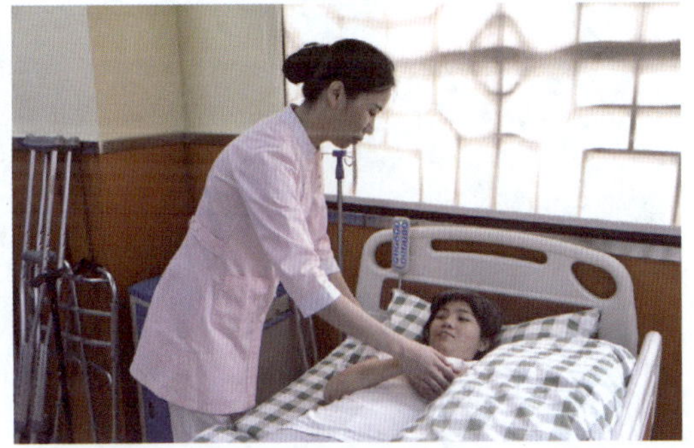

图 2-1-2　指导、协助照护对象固定患侧手臂

（3）将健侧（右侧）的膝盖弯曲立起，放到患侧（左侧）的膝盖下边，并在脚腕处交叉（见图 2-1-3）。

（4）请陈某将右膝盖弯曲立起，右肘挨着床面，利用右肘和右腿移动到床的另一边。

（5）让陈某的右肘贴近身体，移动上半身，然后移动头部到床的一边。照护者将枕头移到同侧。

（6）放下防护栏（见图 2–1–4）。陈某取侧卧位或仰卧位均可，如取侧卧位，需使患侧（左侧）朝上。

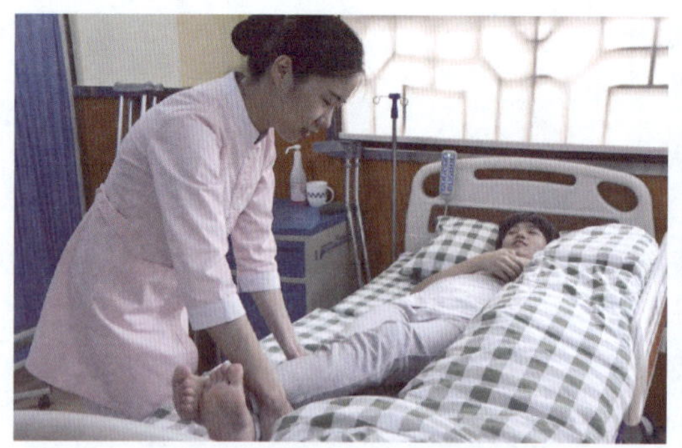

图 2–1–3　指导、协助照护对象固定患侧脚部

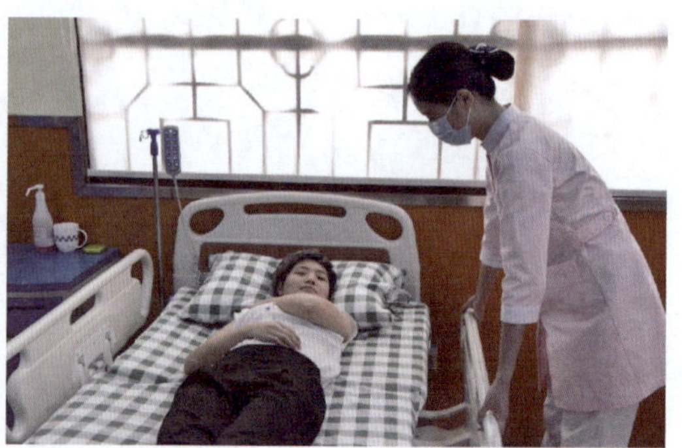

图 2–1–4　放下防护栏

5. 清扫床垫和更换床单

（1）把脏床单按从头到脚的顺序抽出，从床边向中间卷，塞到陈某的背部下面（见图 2–1–5）。

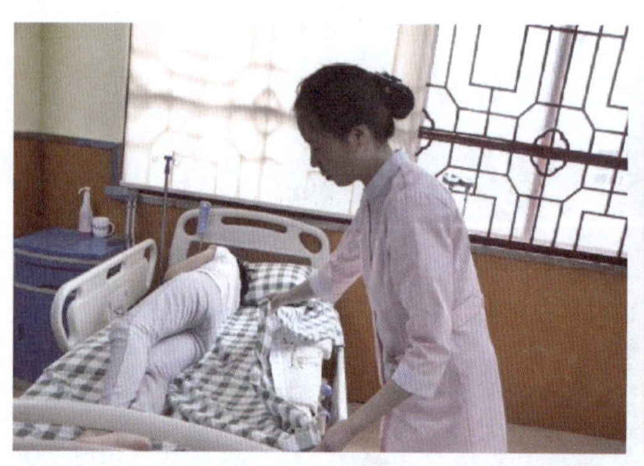

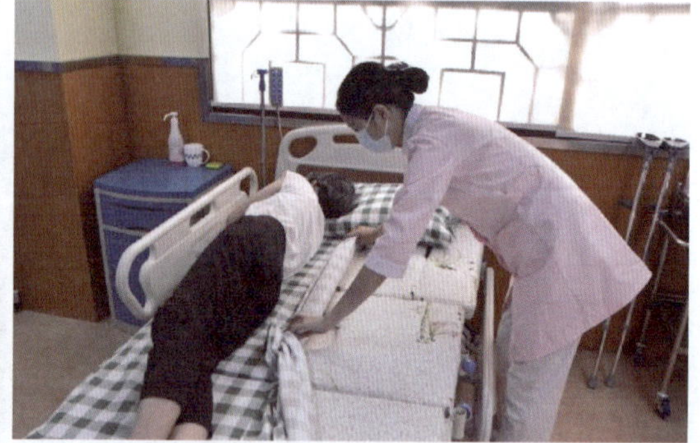

图 2–1–5　抽出脏床单并向中间卷，塞到照护对象背部下面

（2）采用湿扫法扫净近侧床垫。清扫方向为：自床头至床尾，自床中线至床外缘。

（3）将干净的床单放在床垫上，使其横、纵中线与床垫的横、纵中线对齐并依次打开，将床单远侧向内卷至床中线处，塞于陈某身下（见图 2–1–6）。

（4）先铺近侧床头，床头多出的床单包裹于床垫下，并折成斜角或方角，再铺床尾。

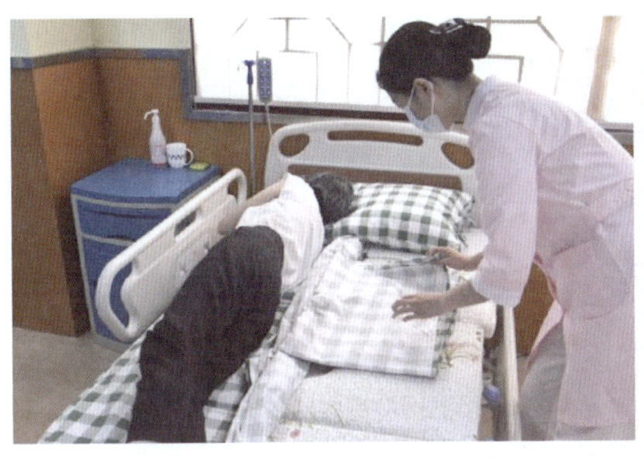
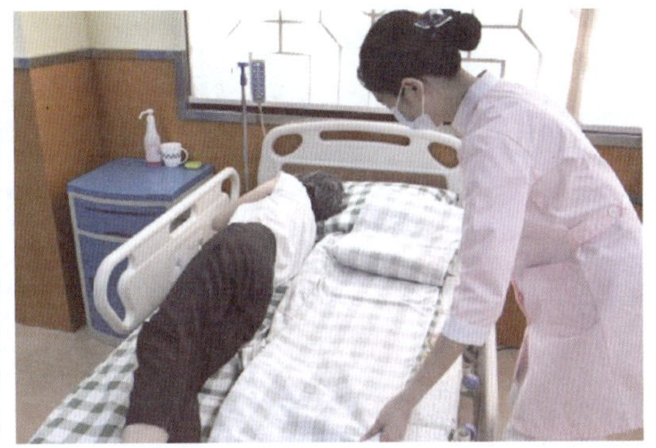

图 2-1-6　铺干净的床单

（5）将床单边缘部分拉紧，塞于床垫下。

（6）协助陈某移到新床单的一边，插上防护栏，照护者移到床的另侧。

（7）把脏床单从陈某身下抽出（见图 2-1-7）。抽出的顺序为从左右到中心，再从头、脚到中心，把床单裹成小卷状，扫净该侧床垫。

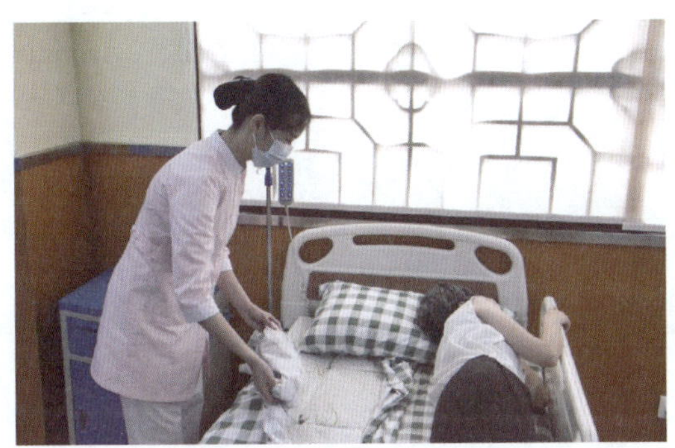

图 2-1-7　抽出脏床单

（8）拉平、固定干净的床单，按从床头至床尾的顺序铺好（见图 2-1-8 至图 2-1-10）。

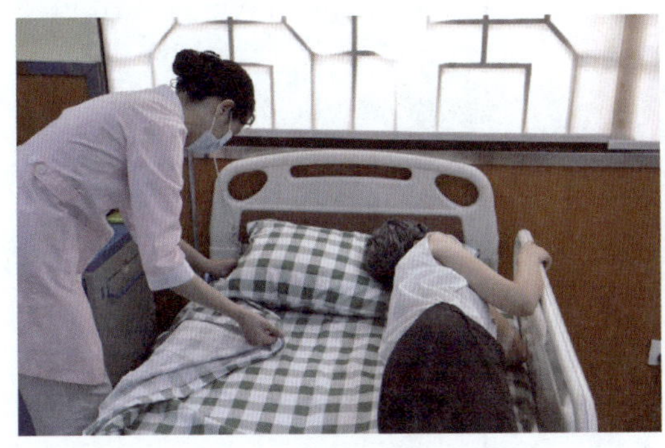

图 2-1-8　铺对侧床头的床单

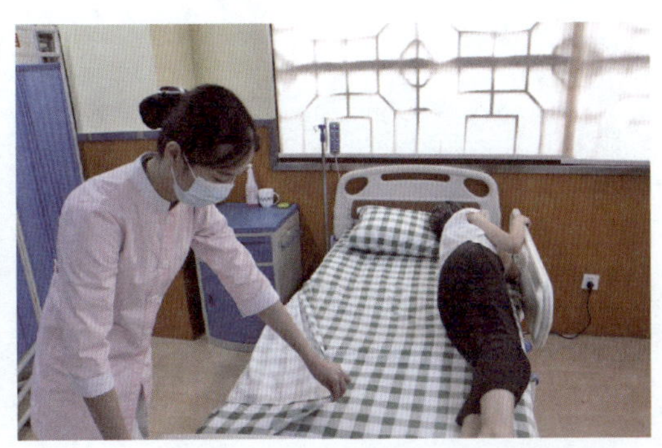

图 2-1-9　铺对侧床尾的床单

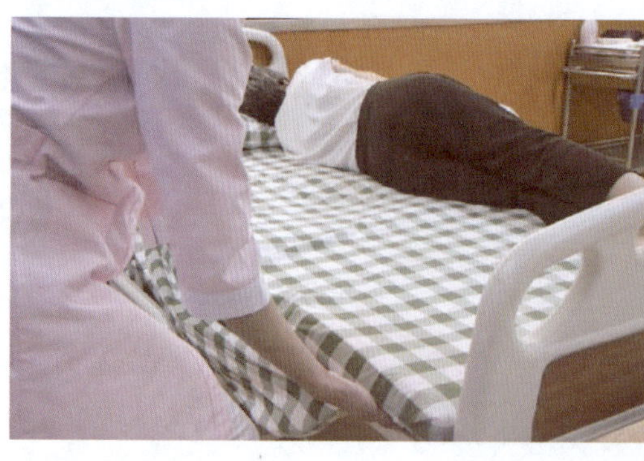
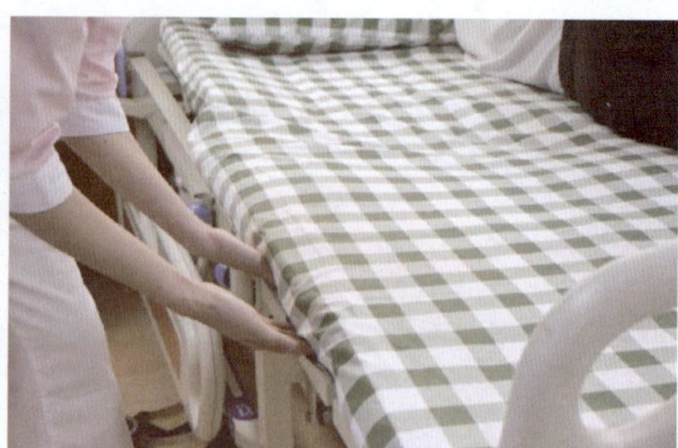

图 2-1-10　拉平、固定清洁的床单

（9）协助陈某平卧，移动枕头至床中央。

6. 更换被套

（1）解开污被套尾端系带，将棉胎内折成“S”形取出，拉平污被套。将清洁的被套平铺于污被套上，并打开开口（见图 2-1-11 至图 2-1-14）。

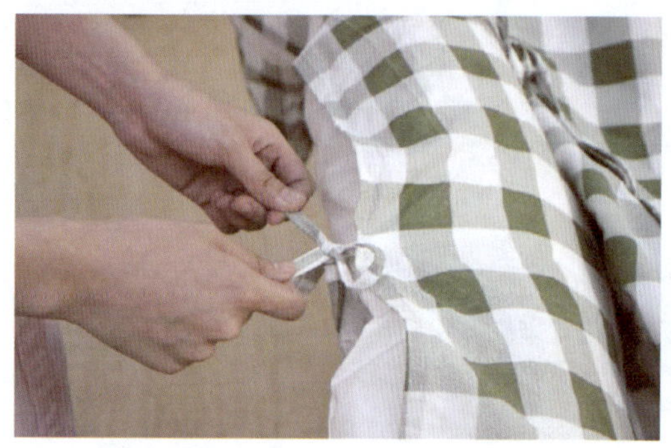

图 2-1-11　解开污被套尾端系带

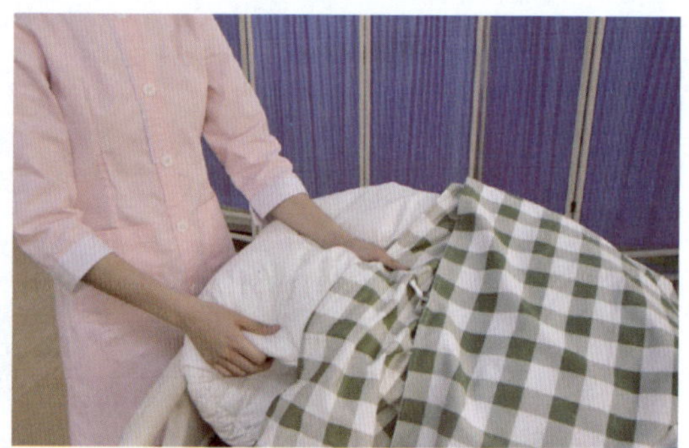

图 2-1-12　将棉胎内折成“S”形取出

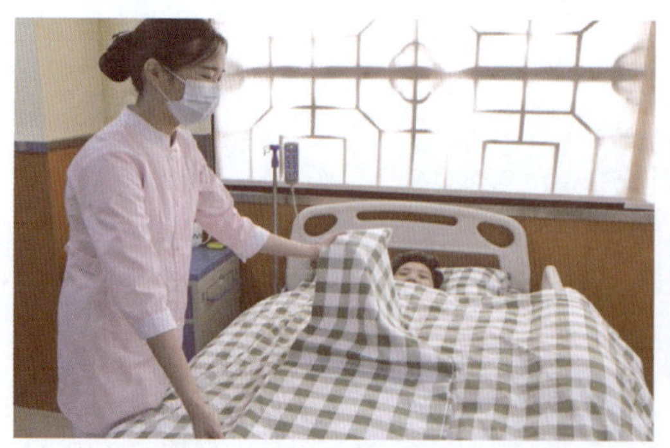

图 2-1-13　将干净的被套平铺于污被套上

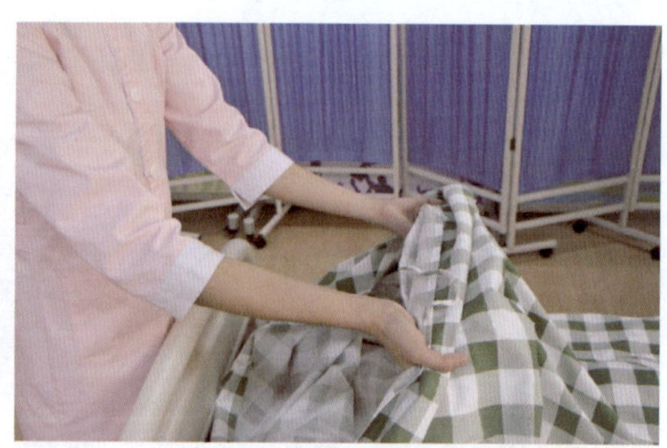

图 2-1-14　打开干净被套的开口

（2）将棉胎放入干净被套，打开棉胎两侧，拉平，系带，使被套平整、充实（见图 2-1-15），撤出污被套。

7. 更换枕套。一手托住陈某头部，另一手将枕头撤出，拍松枕芯，更换枕套后（见图 2-1-16、图 2-1-17）垫于陈某头下。

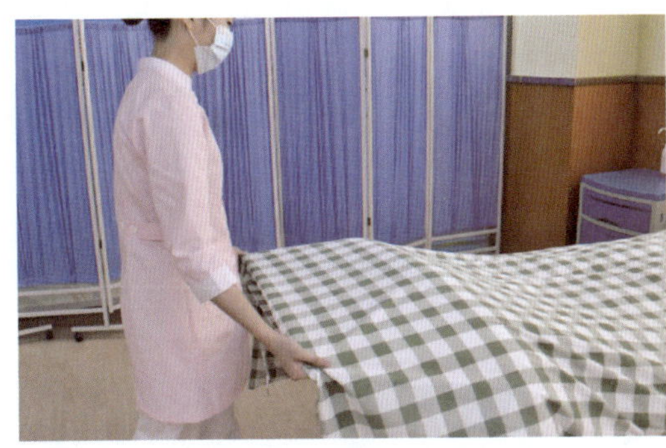

图 2-1-15　平整、充实被套

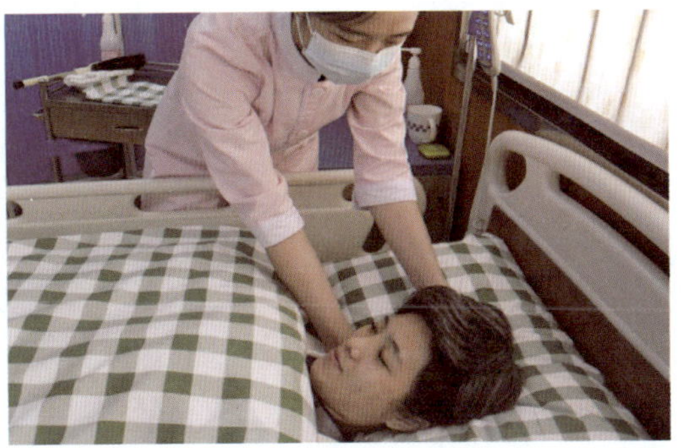

图 2-1-16　一手托住照护对象头部，另一手将枕头撤出

8. 插上防护栏（见图 2-1-18），协助陈某取舒适体位，开放尿管并妥善固定。

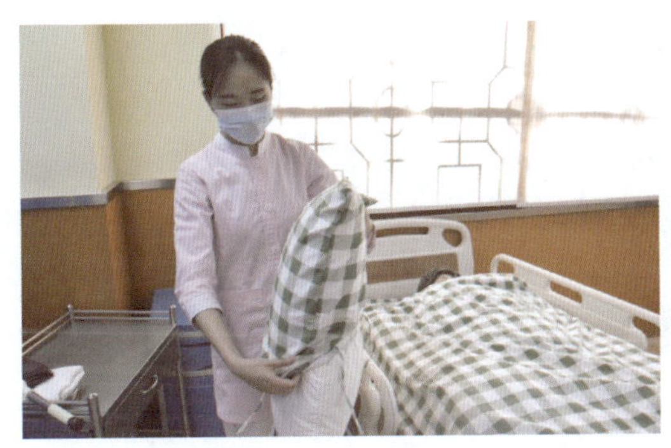

图 2-1-17　更换枕套

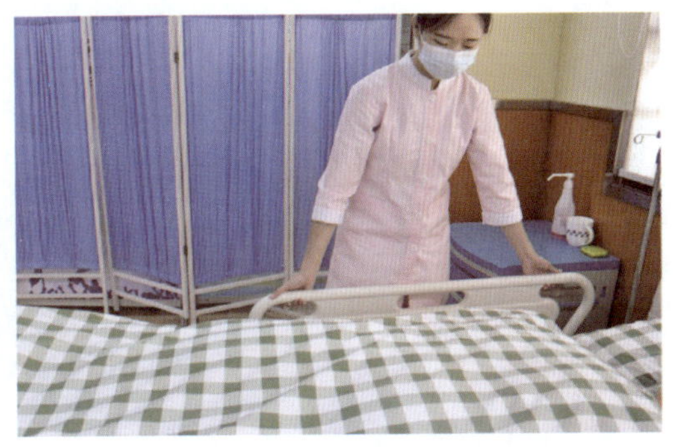

图 2-1-18　插上防护栏

9. 实施照护过程中的注意事项

（1）注意陈某的安全、保暖及隐私保护，观察陈某是否有不适情况。

（2）协助陈某翻身时，不能有拖、拉等动作。

（3）照护者应保持恰当的姿势，注意节力。

四、整理用品，做好记录

1. 整理用品：分类处理，物归原处。

2. 床单位：整洁、舒适。
3. 陈某：体位舒适，符合病情要求。
4. 照护者进行手部清洁。
5. 记录：对实施照护的时间、照护措施与建议、特殊情况等进行记录。

 能力测评

<table>
<tr><th>项目</th><th colspan="2">测评标准</th><th>得分</th></tr>
<tr><td rowspan="6">知识学习
（30 分）</td><td colspan="2">能否认真听老师讲课（2 分）</td><td></td></tr>
<tr><td colspan="2">听课过程中是否提出问题（4 分）</td><td></td></tr>
<tr><td colspan="2">能否说明起居室的清洁与安全要点（6 分）</td><td></td></tr>
<tr><td colspan="2">能否说明卫生间的清洁与安全要点（6 分）</td><td></td></tr>
<tr><td colspan="2">能否说明床单位与被服整理要求（4 分）</td><td></td></tr>
<tr><td colspan="2">能否说明床单位与被服整理操作流程及要点（8 分）</td><td></td></tr>
<tr><td>技能要求
（50 分）</td><td>操作是否
标准、规范
（50 分）</td><td>1. 遵守相关的法律法规（2 分）
2. 维护环境的安全、清洁、便捷，规避风险，保护照护对象安全（5 分）
3. 按 WHO“5 个洗手时刻”进行手部清洁（5 分）
4. 实施有效的时间管理（2 分）
5. 以照护对象为中心（5 分）
6. 评估全面、细致（5 分）
7. 展示良好的床单位与被服更换技巧（10 分）
8. 与照护对象沟通时，体现团队的作用（3 分）
9. 操作中符合人体工程原理（5 分）
10. 物品的取用、存放、安置合理，不浪费（3 分）
11. 操作后进行物品整理（2 分）
12. 操作后进行规范记录（3 分）</td><td></td></tr>
<tr><td rowspan="5">职业素质
（20 分）</td><td colspan="2">专业形象良好，自信、友善（3 分）</td><td></td></tr>
<tr><td colspan="2">沟通顺畅、自然、有效，能够运用沟通技巧和方法，恰如其分地传递信息（6 分）</td><td></td></tr>
<tr><td colspan="2">实施任务过程中充分体现专业知识技能（3 分）</td><td></td></tr>
<tr><td colspan="2">对突发状况能快速应变，具有较强的问题解决能力（3 分）</td><td></td></tr>
<tr><td colspan="2">关注照护对象的情绪、病情变化和照护对象的需要，并给予有效的情感支持（5 分）</td><td></td></tr>
</table>

实践演练

冯某，男，65 岁，右侧偏瘫，两天前因家人无暇照顾送至照护中心。刚刚他喝水时不慎将水杯打翻，将床、被弄湿，请你为冯某更换被服。

任务二
身体清洁照护

任务目标

1. 了解身体清洁的工作要求，能为照护对象进行身体清洁。
2. 能为照护对象提供面部及皮肤清洁、口腔清洁、手足部清洁，以及梳洗头等照护。
3. 能够预防感染和并发症的发生。

任务描述

高某，女，患有肺部感染、慢性阻塞性肺疾病，目前有间断高热、出汗较多的情况。她因脑血管意外导致右侧肢体偏瘫并长期卧床，按要求需定期变换体位及检查皮肤状况。目前高某意识清楚、皮肤完整、有留置尿管，2 h 前进食。假设你是照护中心的一名照护者，今天由你为她进行身体清洁照护。作为照护者，你该如何实施照护?

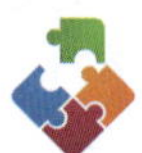

任务讨论

1. 如何评估高某的基本情况?
2. 针对高某的状况，如何帮助她保持身体清洁?
3. 在实施操作过程中，要注意有哪些事项?

方法指导

高某目前右侧偏瘫，身体移动、体位变换、穿脱衣服时需要照护者指导及协助。保持身体清洁是预防压疮等并发症、感觉舒适的基本要求。照护者在实施照护前，需要对其身体综合情况、合作程度等进行全面评估，根据评估结果采取有效照护措施。在照护过程中，需关注高某的安全，防止其坠床、受伤等。实施照护后需要及时进行记录。

相关知识

维持个体清洁卫生是确保个体舒适、安全及健康的重要保证。卫生状况不良会对照护对象的生理和心理产生负面影响，甚至诱发各种并发症。身体清洁照护主要是通过全面评估照护对象的卫生状况、自理能力、个人习惯及照护需求等，为其实施身体清洁或指导。

一、面部及皮肤清洁照护的基本要求

1. 使照护对象面部保持清洁，感觉舒适。
2. 尊重照护对象的个人习惯，必要时涂抹润肤霜，防止皮肤干燥。
3. 水温适宜，动作轻柔，避免照护对象皮肤破损。
4. 重点擦拭眼角、耳道及耳郭等褶皱较多部位。

二、口腔清洁照护的基本要求

照护者应认真评估照护对象的口腔卫生状况，指导其掌握正确的口腔清洁技术。对于机体衰弱和存在功能障碍的照护对象，照护者需协助完成口腔照护。良好的口腔照护可保持口腔清洁，预防感染，促进口腔正常功能的恢复。照护者需协助照护对象漱口、刷牙、清洁保养假牙。

1. 频率

每天早晚各一次。根据需要可餐后漱口。

2. 常用溶液及作用

（1）0.9% 氯化钠溶液：清洁口腔，预防感染。

（2）朵贝尔溶液（复方硼酸溶液）：轻微抑菌，消除口臭。

（3）0.02% 呋喃西林溶液：清洁口腔，有广谱抗菌作用。

（4）1% ~ 3% 过氧化氢溶液：有抗菌、防臭作用。

（5）1% ~ 4% 碳酸氢钠溶液：用于真菌感染。

（6）2% ~ 3% 硼酸溶液：可改变酸碱平衡，起抑菌的作用。

（7）0.1% 醋酸溶液：铜绿假单胞菌感染时使用。

3. 正确选择口腔清洁用品

应尽量选用刷头较小且表面平滑、刷柄平直、刷毛柔软且疏密适宜的牙刷。如果使用过度磨损的牙刷或硬毛牙刷，不仅清洁效果差，而且易导致牙齿磨损和牙龈损伤。牙刷平时应保持清洁和干燥，至少每三个月更换一次。牙膏可根据需要选择无腐蚀性牙膏。

4. 使用正确的刷牙方法

刷牙可清除食物残渣，有效减少牙齿表面和牙龈边缘的牙菌斑，而且具有按摩牙龈的作用，有助于减少口腔的致病因素。

正确的刷牙方法有颤动法和竖刷法。颤动法是将牙刷刷毛与牙长轴呈 45° 指向牙根方向，使刷毛进入龈沟和相邻牙缝内，快速环形颤动，每次只刷 2 ～ 3 颗牙齿，刷完一个部位再刷相邻部位。刷前排牙齿内面时，用刷毛顶部以环形颤动方式刷洗。刷咬合面时，将刷毛压在咬合面上，使毛端深入裂沟区前后来回颤动。竖刷法是将牙刷刷毛末端置于牙龈和牙冠交界处，沿牙齿方向轻微加压，并沿牙缝纵向刷洗。需要注意的是，要避免左右拉锯式刷牙。每次刷牙不应少于 3 min。刷完牙齿后，再由内向外刷洗舌面。

协助照护对象刷舌面时，可嘱其伸出舌头，握紧牙刷并与舌面垂直，用较小力量先刷向舌面尖端，再刷舌的两侧。嘱照护对象彻底漱清口腔内的食物碎屑和残余牙膏，必要时可重复刷洗和漱口，直至口腔完全清洁。最后用清水洗净牙刷，甩去牙刷上的水并晾干。

5. 正确使用牙线

正确使用牙线可清除牙齿间的食物残渣，去除齿间牙菌斑，预防牙周病。建议每日使用牙线剔牙两次。

使用牙线时，将牙线两端分别缠于双手食指或中指，以拉锯式将其嵌入牙间隙，拉住牙线两端使其呈“C”形，滑动牙线至牙龈边缘，绷紧牙线，沿一侧牙面前后移动以清洁牙齿侧面，然后用力弹出，再换另一侧，反复数次直至牙面清洁或将嵌塞食物清除。使用牙线后，需彻底漱口以清除口腔内的碎屑。对牙齿侧面施加压力时，施力要轻柔，切忌将牙线用力下压而损伤牙龈。

6. 义齿的清洁

日间佩戴义齿，应在餐后取下义齿进行清洗，清洗方法与刷牙法相同。夜间休息时，应将义齿取下，使牙龈得到充分休息，防止细菌繁殖，并按摩牙龈。

照护者协助照护对象清洁义齿时，照护者戴手套取下义齿，清洁义齿并进行口腔照护。取下的义齿应浸没于贴有标签的冷水杯中，每日换水一次。不可将义齿浸于热水或乙醇中，以免变色、变形。佩戴义齿前，照护者应协助照护对象进行口腔清洁，并保持义齿湿润以减少摩擦。

三、梳洗头照护的基本要求

梳洗头能除去头皮和头发的污垢，预防头皮细菌感染和皮肤病的发生，同时可促进血液循环，使照护对象感觉舒适。

1. 为照护对象清洗、吹干头发。
2. 使照护对象头部清洁，无异味。
3. 洗头频率：每周不少于一次。
4. 尊重照护对象的个人习惯。
5. 动作轻柔，避免造成照护对象皮肤损伤。

四、手足部清洁照护的基本要求

1. 洗脚、洗手用具应分开专用，及时清洗。
2. 将手、足放入调节好水温的脸盆或脚盆中充分浸泡。
3. 用适量肥皂或洗手液细致擦洗，去除手足部污垢和死皮，动作轻柔。
4. 注意指（趾）缝的清洗。
5. 尊重照护对象的个人习惯，必要时涂抹润肤霜，防止皮肤干燥。

五、淋浴、床上擦浴照护的基本要求

照护者应指导照护对象经常沐浴，但对于皮肤干燥的照护对象，应酌情减少沐浴次数。

全身状况良好者，可行淋浴或盆浴。妊娠 7 个月以上的孕妇禁用盆浴。传染病照护对象的沐浴应根据病情、病种按隔离原则进行。对于活动受限的照护对象，可采用床上擦浴的方法。照护者应鼓励照护对象自行沐浴，以预防由于机体长期不活动而引起的并发症。

1. 遵循的原则

（1）提供私密空间

沐浴时，应关门或拉上沐浴区隔帘。为照护对象擦浴时，只暴露正在擦洗的部位。

（2）注意保暖

保持室内的温度，防止照护对象因身体暴露而受凉。应避免空气对流，关好门窗。洗浴中尽量减少照护对象肢体的暴露。

（3）增进照护对象的自理能力

鼓励照护对象尽可能多地参与沐浴过程，照护对象需要时再给予协助。

（4）预期照护对象的需求

事先将换洗的清洁衣服和卫生用品置于照护对象床边或浴室内。

2. 清洁用品的选用

照护对象沐浴时，照护者应根据照护对象皮肤的状况、个人喜好，选择清洁及保护皮肤的用品。

（1）浴皂

浴皂可有效地清洁皮肤。对于皮肤容易过敏的照护对象，应使用低过敏性的浴皂。对于皮肤特别干燥或皮肤有破损者，只可用温水清洗。

（2）润肤剂

润肤剂可以防止皮肤水分蒸发，并起到软化皮肤的作用。常用的润肤剂有羊毛脂和凡士林类护肤品。

（3）爽身粉

爽身粉可减少皮肤摩擦，阻碍细菌的生长。

照护者应根据清洁用品的性质及使用目的选择清洁用品。在考虑照护对象的喜好时，对于照护对象不宜使用的清洁用品要予以劝阻。

3. 基本要求

（1）擦浴过程中需防受凉，防烫伤。

（2）需保护照护对象隐私，尊重照护对象的人格。

（3）在操作过程中，需固定各种管路并保持通畅。

（4）在操作过程中，要保证照护对象安全、舒适。

（5）按需要选择使用润肤露。

（6）频率：夏季每天不少于一次，冬季每两天不少于一次。

六、会阴部及肛周照护的基本要求

会阴部照护包括清洁会阴部及其周围的皮肤。会阴部照护往往与常规的沐浴操作结合进行。有自理能力的照护对象可自行完成会阴部照护。为异性照护对象进行会阴部照护时，可请一位与照护对象同性的照护者陪同。照护者严谨的工作作风和熟练的操作技术可缓解照护对象的不安情绪。会阴部及肛周照护的基本要求如下：

1. 使照护对象会阴清洁，无异味。
2. 使照护对象肛周清洁。
3. 操作过程中需保护照护对象的隐私。
4. 频率：每天一次。大小便污染时及时清洁。

七、协助穿脱衣的注意事项

1. 脱衣原则：先脱近侧再脱远侧，如有外伤，先脱健侧再脱患侧。
2. 穿衣原则：先穿远侧再穿近侧，如有外伤，先穿患侧再穿健侧。
3. 遵循安全原则。
4. 保护照护对象隐私。
5. 更衣过程中，注意保护照护对象的伤口和各种管路，注意保暖。

任务实施

一、评估与沟通

通过查阅照护对象的病历、照护记录及交班报告等，了解到高某为右侧偏瘫，有间断高热、出汗较多的情况，2 h 前进食，目前可进行身体清洁操作，预计需为其进行口腔照护、擦洗身体、更换衣物等。现场对高某的体重、病情、意识、皮肤状况、活动能力、心理状况等进行评估，为实施照护操作做准备。高某为右侧偏瘫，照护过程中需注意安全。照护者能单人实施操作。高某意识清楚，能配合操作，实施过程中应避免牵拉其留置尿管，以防尿液返流等。

二、照护准备

1. 照护环境准备

房间内无进行中的治疗或进餐，环境宽敞明亮，关门窗，温度适宜，拉隔帘或屏风。

2. 照护者准备

衣着整洁，洗净并按需温暖双手。

3. 用品准备

毛巾、洗脸盆、热水壶、香皂（洗面乳）、温度计、梳子、大毛巾、肥皂水、棉球、纱块、润肤霜、洗发液、别针（夹子）、洗脚巾、洗脚盆、50% 酒精、橡胶单等，必要时备棉签、屏风等。

4. 照护对象准备

按需提前如厕。

三、照护实施

1. 携用品至高某床旁。

2. 核对高某身份，包括高某的全名、出生日期、识别带、床号等信息。

3. 向高某说明身体清洁的目的、注意事项及配合要点，并征得其同意后操作。

4. 为高某进行头面部清洁

（1）将水壶内温水倒入洗脸盆中，使用温度计或前臂内侧测水温。

（2）松开高某衣领，将大毛巾铺于高某枕上或肩上。

（3）将毛巾浸水后拧干，并包裹于手上。

（4）按顺序为高某清洁面部（见图 2-2-1）：先对眼睛进行擦拭，由内向外擦拭，再擦洗额部→鼻翼→颊部→耳后→下颌→颈部→面部两边。先用涂香皂的毛巾洗一遍面部，用清水洗干净毛巾再洗一遍面部。

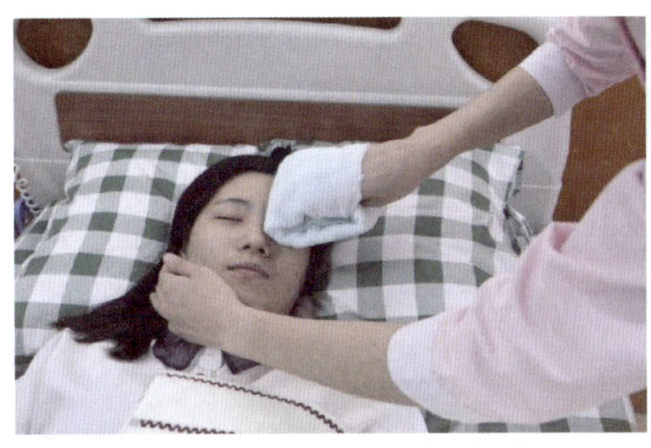
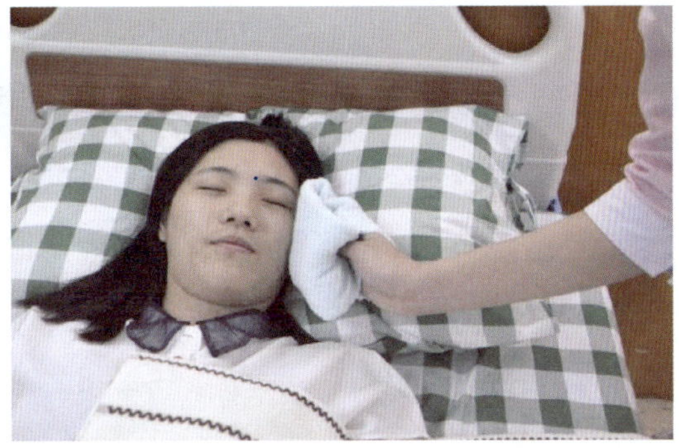

图 2-2-1　按顺序为高某清洁面部

5. 为高某进行口腔清洁

（1）站于高某右侧，用棉签蘸温开水湿润高某嘴唇后，大棉签弃于弯盘内。

（2）按先左后右的顺序纵向擦洗牙齿外侧面（见图 2-2-2）。再嘱高某张开上下齿，按上内侧面（见图 2-2-3）、上咬合面、下内侧面、下咬合面、上颚部（见图 2-2-4）的顺序擦洗。

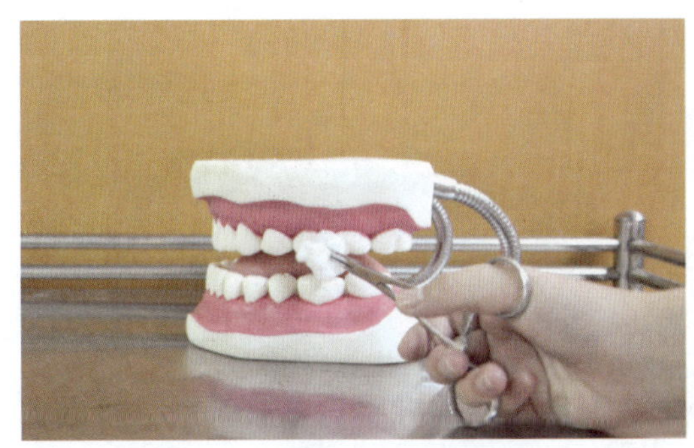

图 2-2-2　擦洗牙齿外侧面

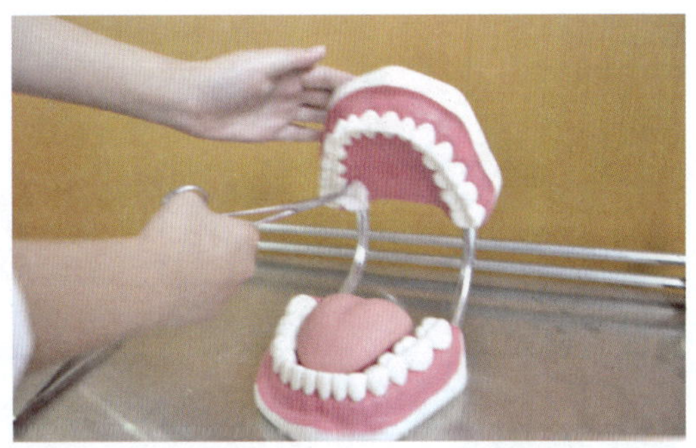

图 2-2-3　擦洗牙齿上内侧面

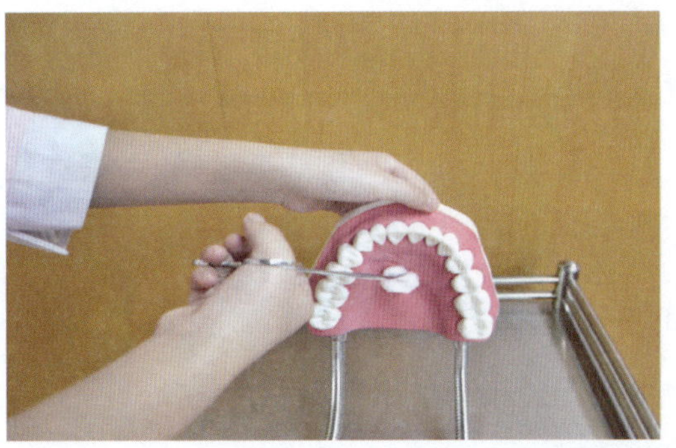

图 2-2-4　擦洗上颚部

6. 为高某固定尿管，记录尿量、性质后，将尿袋内的尿液排空。将尿管夹闭，保持尿管不能扭曲、受压，并低于耻骨联合处。

7. 为高某洗头

轻抬高某颈肩部，将橡胶单和大毛巾垫在枕上，解开纽扣，将衣领向内折。把搪瓷杯扣在盆具内，上面垫一块四折毛巾，使高某头枕在上面，用纱布盖眼、棉球塞耳（见图 2–2–5）。用毛巾擦干面部。

用梳子梳掉高某头发上的污垢，观察高某头皮及头发状态。往头发上淋热水，取洗发液均匀涂抹在头发上，揉出泡沫后，冲洗泡沫，最后用热水冲洗干净，擦干头发和面部。取下棉球和纱布并涂面霜。最后，协助高某取舒适卧位并盖好被子，用吹风机吹干头发。

8. 为高某梳头

按照从发根到发梢的顺序为高某梳头，如有打结，可将头发上段绕在照护者的食指上，从下端一段段往上梳（见图 2–2–6），或用 50% 酒精湿润后再梳顺。

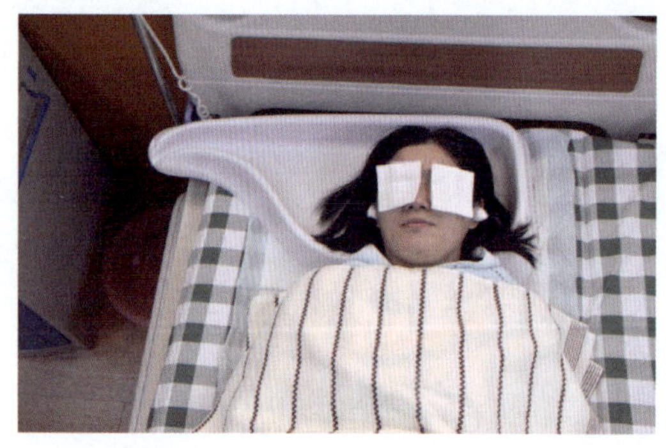

图 2–2–5　用纱布盖眼、棉球塞耳

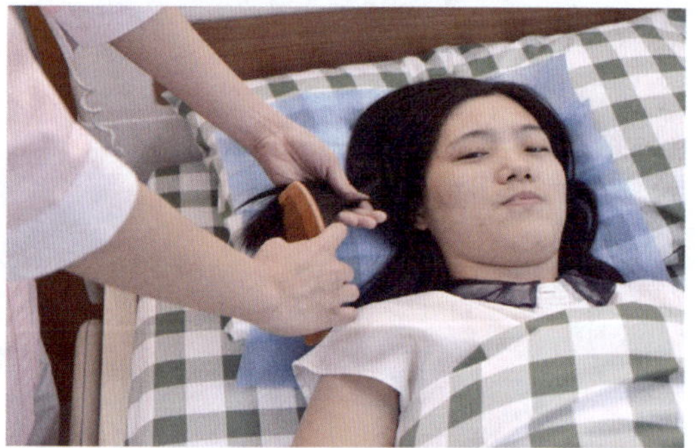

图 2–2–6　为高某梳头

9. 为高某进行床上擦浴：协助高某取仰卧位，按以下顺序为高某擦浴：擦洗面部→擦洗颈部→脱上衣→擦洗上肢（见图 2–2–7）→擦洗胸腹部→擦洗背臀部→穿上衣→脱裤子→擦洗下肢→擦洗会阴部→穿裤子。

（1）脱衣、裤原则：先脱左侧，再脱右侧。

（2）穿衣、裤原则：先穿右侧，再穿左侧。

（3）会阴部擦洗：从耻骨联合处向下擦至肛门。

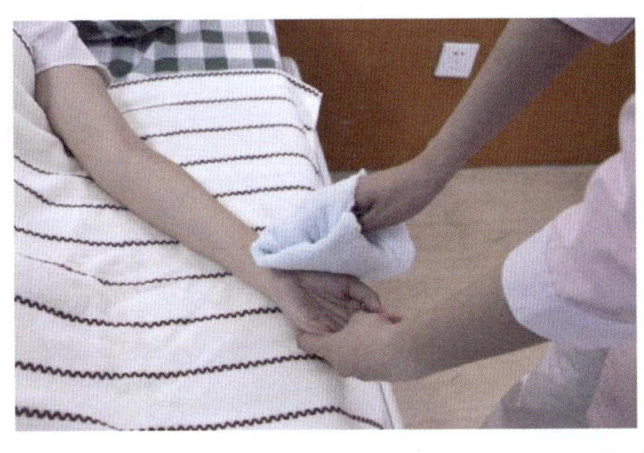
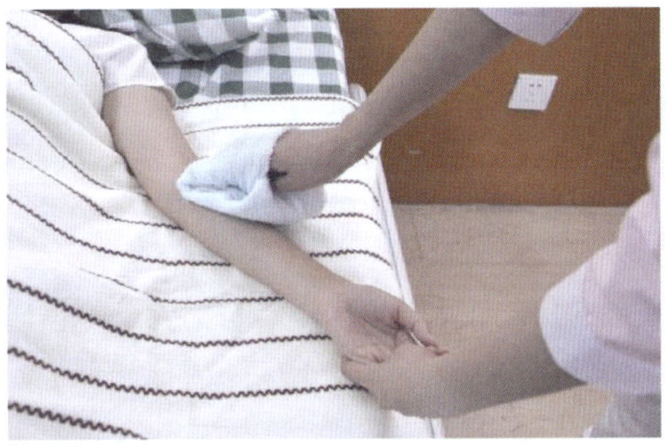

图 2-2-7 按顺序为高某擦洗上肢

10. 为高某进行手足部清洁

（1）毛巾浸水，拧干，裹毛巾于手上为高某洗手，顺序为：手背→手心→指缝→擦干→涂润肤霜→撤巾。先洗一只手再洗另一只手。可鼓励高某用左手为自己擦洗。

（2）换洗脚盆和洗脚巾，倒水，试水温。

（3）协助高某屈膝，在其足下垫大毛巾，放洗脚盆（见图 2-2-8），洗脚顺序为：泡脚→擦脚背→擦脚心→擦趾缝→擦干→擦润肤霜。同法洗另一只脚。

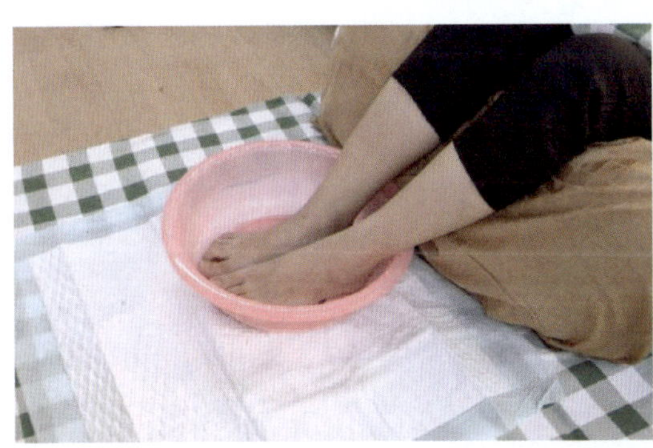
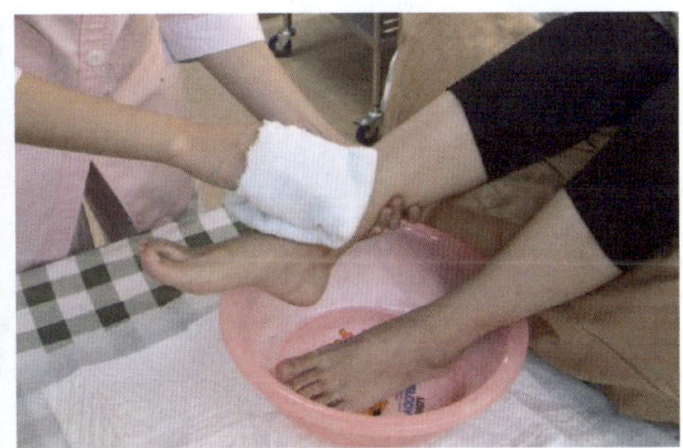

图 2-2-8 按顺序为高某清洁足部

（4）撤去大毛巾。

11. 为高某打开尿管，保持尿管通畅并妥善固定。

12. 注意事项

（1）饭后半小时内不宜立即清洁头面部。

（2）洗头前要检查水温。照护者可先在自己手腕内侧面淋水，感觉水是否烫，然后再用少量水淋湿高某头皮，并询问水温是否合适，洗完后及时吹干头发。

（3）洗头时应避免水流进高某眼中。

（4）为高某擦洗、翻身、变换体位时，要注意保持高某脊柱平直，避免躯干扭曲。

（5）为高某擦洗身体时，要注意保暖，水温应始终保持在 50 ～ 52 ℃。

（6）为高某擦洗身体时要掌握节力原则，防止高某坠床。

（7）擦洗身体、会阴、足部，需要分别使用单独的水盆及毛巾，避免交叉感染。

四、整理用品，做好记录

1. 整理用品：分类处理，物归原处。
2. 床单位：整洁、舒适。
3. 高某：体位舒适、符合病情要求。
4. 照护者进行手部清洁。
5. 记录：对实施照护的时间、照护措施与建议、特殊情况等进行记录。

能力测评

<table>
<tr><th>项目</th><th colspan="2">测评标准</th><th>得分</th></tr>
<tr><td rowspan="6">知识学习
（30 分）</td><td colspan="2">能否认真听老师讲课（2 分）</td><td></td></tr>
<tr><td colspan="2">听课过程中是否提出问题（4 分）</td><td></td></tr>
<tr><td colspan="2">能否回答身体清洁的内容（6 分）</td><td></td></tr>
<tr><td colspan="2">能否回答身体清洁时避免交叉感染的方法（6 分）</td><td></td></tr>
<tr><td colspan="2">能否回答穿脱衣顺序（4 分）</td><td></td></tr>
<tr><td colspan="2">能否说明床上擦浴的操作流程及要点（8 分）</td><td></td></tr>
<tr><td>技能要求
（50 分）</td><td>操作是否
标准、规范
（50 分）</td><td>1. 遵守相关的法律法规（2 分）
2. 维护环境的安全、清洁，规避风险，保护照护对象安全（5 分）
3. 按 WHO “5 个洗手时刻” 进行手部清洁（5 分）
4. 实施有效的时间管理（2 分）
5. 以照护对象为中心（5 分）
6. 评估全面、细致（5 分）
7. 展示良好的身体清洁技巧（10 分）</td><td></td></tr>
</table>

续表

<table>
<tr><th>项目</th><th colspan="2">测评标准</th><th>得分</th></tr>
<tr><td>技能要求
（50分）</td><td>操作是否
标准、规范
（50分）</td><td>8. 与照护对象沟通时，体现团队的作用（3分）
9. 操作中符合人体工程原理（5分）
10. 物品的取用、存放、安置合理，不浪费（3分）
11. 操作后进行物品整理（2分）
12. 操作后进行规范记录（3分）</td><td></td></tr>
<tr><td rowspan="5">职业素质
（20分）</td><td colspan="2">专业形象良好，自信、友善（3分）</td><td></td></tr>
<tr><td colspan="2">沟通顺畅、自然、有效，能够运用沟通技巧恰如其分地传递信息（6分）</td><td></td></tr>
<tr><td colspan="2">实施任务过程中，充分体现专业知识技能（3分）</td><td></td></tr>
<tr><td colspan="2">对突发状况能快速应变，具有较强的问题解决能力（3分）</td><td></td></tr>
<tr><td colspan="2">关注照护对象的情绪、病情变化和照护对象的需要，并给予有效的情感支持（5分）</td><td></td></tr>
</table>

实践演练

刘某，女，65岁，1年前因脑部手术意外导致右侧偏瘫，左手无力，不能抓握，目前体重40 kg，入住照护中心2年。她今天在12：00用过午餐，现在是15：00，到了每天给刘某清洁身体的时间。如果你是她的照护者，请为刘某进行身体清洁。

任务三
进 食 照 护

任务目标

1. 了解进食照护的工作要求，能为照护对象实施进食照护。
2. 熟悉饮食营养基本知识。
3. 掌握常见病照护对象的饮食指导。
4. 能为照护对象提供协助进食、饮食指导等照护，使其满足基本生理需求和营养需求，维持生命与健康、预防疾病及促进身体康复等。

任务描述

冯女士三个月前因中风导致右侧身体肌力下降，左侧身体正常。冯女士康复回家后，她的女儿每周过来两次帮她打扫、做饭。冯女士有冠心病和高脂血症，她喜欢吃肉和油脂丰富的食物。如果你是冯女士所在社区卫生服务中心的一名照护者，今天需要对她进行进食照护，包括协助完成午餐进食，讨论饮食习惯，进行健康指导，并制订一个购物清单。作为照护者，你该如何实施照护?

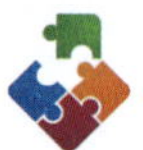

任务讨论

1. 如何评估冯女士的基本情况?
2. 冯女士目前的饮食需求与特点是什么?
3. 在实施操作中，应该注意哪些事项?

方法指导

冯女士目前右侧肌力下降，身体移动、体位变换、使用餐具时需要照护者指导及协助。照护者实施进食照护前，需要对冯女士的身体综合情况、合作程度等进行全面评估，根据评估结果采取照护措施。在照护过程中，需针对冯女士有冠心病、高脂血症的情况进行健康指导等，并随时关注冯女士的安全，防止噎食、受伤等。实施照护后需要进行记录。

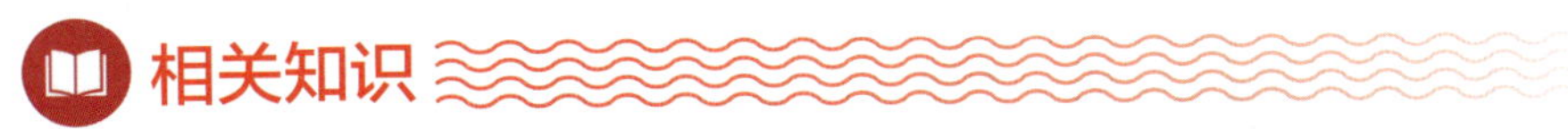

一、饮食营养基本知识

饮食是人体获取营养的主要来源。合理饮食可以保证机体正常生长发育，维持机体各种生理功能，提高机体免疫力。当机体患病时，充足的营养是促进照护对象康复的有效手段。因此，照护者应掌握饮食与营养的相关知识，正确评估照护对象的营养需要、饮食习惯等，制订科学合理的饮食治疗计划，并采取适宜的供给途径实施饮食治疗计划，以促进照护对象尽快康复。

1. 人体对营养的需要

（1）热能

人体的主要热能来源是糖类，其次是脂肪、蛋白质。人体对热能的需要量受年龄、性别、生理特点及劳动强度等因素影响。

（2）营养素

人体所需的营养素有六大类：蛋白质、脂肪、糖类、矿物质、维生素和水。

蛋白质由多种氨基酸组成。正常成人体内蛋白质占 16% ~ 19%，且始终处于不断分解与合成的动态平衡中，从而达到机体组织蛋白不断地更新及组织不断修复的目的。

脂肪在体内分解可产生大量热量，分为中性脂肪和类脂质。中性脂肪由甘油和脂肪酸所组成，也称甘油三酯。类脂质是溶于脂肪或脂肪溶剂的物质。

糖类根据分子结构的不同，可分为单糖（如葡萄糖、果糖）、双糖（如麦芽糖、蔗糖、乳糖）及多糖（如淀粉、糖原，以及纤维素与果胶）。

矿物质也称无机盐，包括除碳、氢、氧、氮以外的人体内各种元素。人体中含量较高的有钙、镁、钾、钠、磷、氯、硫 7 种元素，称为常量元素。其他元素含量甚微，如铁、铜、锌、锰、钴、钼、硒、铬、镍、锡、硅、氟、钒等，称为微量元素。

维生素是维护人体健康、促进生长发育和调节生理功能所必需的有机化合物。维生素在体内不能合成或合成较少，因此机体必须从食物中获得足量的各种维生素。

水是人类生存所必需的物质，是人体组织中不可缺少的成分，有帮助血液流动、促进营养物质消化吸收等多种功能。

2. 饮食与健康的关系

食物是人类赖以生存的物质基础，合理的饮食及均衡的营养是维持健康的基本条件之一。

（1）合理的饮食与健康

合理的饮食对维持和促进机体健康有非常重要的作用。

1）促进生长发育。营养素是维持生命活动的重要物质基础，对人体的发育起着决定性作用。

2）构成机体组织。蛋白质是构成机体的重要成分，糖类参与构成神经组织，脂类参与构成细胞膜，维生素参与合成酶和辅酶，钙、磷是构成骨骼的主要成分。

3）提供能量。糖、蛋白质、脂肪在体内氧化可提供能量，供机体进行各种生命活动。

4）调节机体功能。神经系统、内分泌系统及各种酶共同调节机体的活动，这些调节系统也是由各种营养素构成的。另外，适量的蛋白质及矿物质对维持机体内环境的稳定也具有重要的调节作用。

（2）不合理的饮食与健康

营养素过多、过少或饮食不当都可能损害健康。

1）营养不足。食物单调或短缺可造成营养缺乏性疾病，如缺铁性贫血、佝偻病等。

2）营养过剩。营养过剩可造成某些营养失调性疾病，如肥胖、心脑血管疾病、恶性肿瘤等。

3）饮食不当。食品处理不当、生熟食品交叉污染、暴饮暴食等，可引起一些食源性疾病。不卫生的饮食或食入有毒食物可引起食物中毒。某些人对特定食物还可发生过敏反应。

（3）合理膳食

人们可通过平衡膳食来减少与膳食有关的疾病。在日常生活中应做到：食物多样，饥饱适当，油脂适量，粗细搭配，食盐限量，甜食少吃，饮食节制，三餐合理，活动与饮食平衡。2016 年，中国营养学会根据中国居民膳食的特点提出了“中国居民平衡膳食宝塔”（见图 2-3-1）。

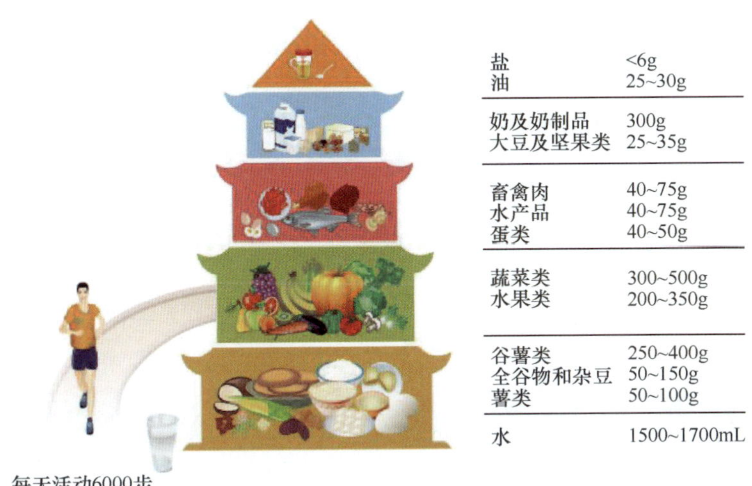

图 2-3-1　中国居民平衡膳食宝塔（2016）

二、饮食种类

1. 基本饮食

基本饮食包括普通饮食、软质饮食、半流质饮食和流质饮食四种。

类别	适用范围	饮食原则	可选食物
普通饮食	消化功能正常，无饮食限制，体温正常，病情较轻或恢复期的照护对象	营养平衡，美观可口，易消化，无刺激的一般食物。与健康人饮食相似	一般食物均可
软质饮食	消化吸收功能差、咀嚼不便者，或低热、消化道术后恢复期的照护对象	营养平衡，易消化、易咀嚼，食物碎、烂、软，少油、少粗纤维，无强烈刺激性调料	软饭、面条、切碎煮熟的菜及肉等
半流质饮食	口腔及消化道疾病、中等发热、体弱、手术后的照护对象	食物呈半流质，无刺激性，易咀嚼、吞咽和消化，纤维少，营养丰富。少食多餐。胃肠功能紊乱者禁用含纤维素或易引起胀气的食物。痢疾患者禁用牛奶、豆浆及过甜食物	粥、面条、羹等

续表

类别	适用范围	饮食原则	可选食物
流质饮食	口腔疾病、急性消化道疾病，高热，大手术后，或病情危重、全身衰竭的照护对象	食物呈液体状，易吞咽、易消化，无刺激性，所含热量与营养素不足，只能短期食用。通常辅以肠外营养以补充热量和营养	乳类、豆类、米汤、稀藕粉、菜汁、果汁等

2. 治疗膳食

治疗膳食是在基本饮食的基础上，适当调整总能量和某些营养素，以满足病情需要，从而达到治疗的目的。

（1）低钠饮食

全天摄入钠在 500 mg 以内的饮食。

（2）无盐饮食

全天摄入钠在 1 000 mg 以内的饮食。

（3）低盐饮食

全天摄入钠在 2 000 mg 以内的饮食。

（4）高钾饮食

全天摄入钾至少应达到 3 100 mg。

（5）低脂饮食

低脂饮食是指限制饮食总脂肪的摄入，以达到改善照护对象脂肪代谢紊乱或脂肪吸收不良的一种治疗膳食。

（6）低蛋白饮食

低蛋白饮食是指控制饮食中的蛋白质，特别是低生物价蛋白质摄入的一种治疗膳食，主要用于急性肾炎、慢性肝、肾（功能）衰竭的照护对象。

（7）低嘌呤饮食

低嘌呤饮食是指限制饮食中嘌呤摄入的一种治疗膳食，适用于痛风急性发作期、缓解期以及高尿酸血症的照护对象。

（8）高热量饮食

高热量饮食用于热能消耗较高的照护对象，如甲状腺功能亢进、结核、大面积烧伤、肝炎、胆道疾病、体重不足者及产妇等。

（9）高蛋白饮食

高蛋白饮食用于高代谢性疾病，如烧伤、结核、恶性肿瘤、贫血、甲状腺功能亢进及大手术后的病人。

（10）糖尿病饮食

每餐均应进食含脂肪、蛋白质的食物，多选用含纤维素高的食物，禁食纯糖，避免饮酒，减少油脂，调味清淡。

（11）溃疡病饮食

溃疡病饮食应选用能减少胃酸分泌、中和胃酸、维持胃肠上皮细胞的食物。应少量多餐，避免食用辛辣食物及饮用含咖啡因的饮料，避免饮酒和吸烟。进餐应细嚼慢咽，避免用餐前后剧烈运动。

3. 要素饮食

要素饮食是一种蛋白质和能量充足，营养素种类齐全、比例合理，无渣且易吸收的小分子物质组成的营养制剂。

三、常见病患者的饮食指导

1. 慢性肾病患者膳食指导原则

（1）平衡膳食

在适当限制蛋白质摄入的同时，保证充足的能量摄入，要选择多样化、营养合理的食物。

（2）合理计划用餐

定时定量进餐，早、中、晚三餐的能量可占总能量的 20% ~ 30%、30% ~ 35%、30% ~ 35%。均匀分配三餐食物中的蛋白质。为保证摄取能量充足，可在三餐间增加点心，占总能量的 5% ~ 10%。

（3）食物选择

1）采用小麦淀粉（或其他淀粉）作为主食部分代替普通米类、面类，将适量的奶类、蛋类或各种肉类、大豆蛋白等优质蛋白质食品作为蛋白质的主要来源。

2）可选用马铃薯、白薯、藕、荸荠、澄粉、山药、芋头、南瓜、粉条、菱角粉等富含淀粉的食物替代普通主食，也可选用低磷、低钾、低蛋白质的米类、面类替代普通主食。

3）当病情需要限制含磷高的食品时，应慎选动物肝脏、坚果类、干豆类，以及各种含磷的加工食品等。

4）当病情需要限制含钾高的食品时，应慎选水果、马铃薯，以及淀粉、绿叶蔬菜等。当照护对象能量摄入不足时，可在食物中增加部分碳水化合物及植物油，以达到所需能量。

2. 高血压患者膳食指导原则

高血压患者每天的进食量要适当，以保持适宜的体重。每日食盐摄入量不超过5 g，推荐低盐膳食和高钾膳食，适当增加钙和镁的摄入量，戒酒，每天摄入充足的膳食纤维和维生素。在食物的选择上，遵循食物多样化及平衡膳食的原则，尽量减少摄入富含油脂和精制糖的食物，限量食用烹调油。在饮食习惯上，进食应有规律，不宜过饱，也不宜漏餐。

3. 高尿酸与痛风患者膳食指导原则

（1）总体原则

建立合理的饮食习惯及良好的生活方式，限制高嘌呤动物性食物，控制能量及营养素比例，保持健康体重，配合降尿酸药物治疗，并定期监测随诊。

（2）建议避免食用的食物

建议避免食用动物内脏、贝类、牡蛎和龙虾等带甲壳的海产品，以及浓肉汤和肉汁等。对于急性痛风发作、药物控制不佳或慢性痛风性关节炎的患者，还应禁用含酒精饮料。

（3）建议限制食用的食物

1）嘌呤含量高的动物性食品。

2）鱼类食品。

3）含较多果糖和蔗糖的食品。

4）含酒精饮料，尤其是啤酒和蒸馏酒（白酒）。女性一天饮用酒的酒精量不应超过 15 g，男性一天饮用酒的酒精量不应超过 25 g。

（4）建议选择的食物

1）脱脂或低脂乳类，每日 300 mL。

2）鸡蛋，每日 1 个。

3）新鲜蔬菜，每日应达到 500 g 以上。

4）鼓励摄入低升糖指数的谷类食物。

5）每日至少饮水 2 000 mL。

（5）体重管理

超重或肥胖的照护对象应缓慢减重，达到并维持正常体重。

（6）饮食习惯

建立良好的饮食习惯。进食要定时定量或少食多餐，不要暴饮暴食或一餐中进食大量肉类。少用刺激性调味料。海产品、肉类及高嘌呤植物性食物可煮后弃汤。

4. 恶性肿瘤患者膳食指导原则

（1）合理膳食，适当运动。

（2）保持适宜的、相对稳定的体重。

（3）食物的选择应多样化。

（4）适当多摄入富含蛋白质的食物。

（5）多吃蔬菜、水果和其他植物性食物。

（6）多吃富含矿物质和维生素的食物。

（7）限制精制糖摄入。

（8）抗肿瘤治疗期和康复期膳食摄入不足，经膳食指导仍不能满足目标需要量时，建议给予肠内、肠外营养支持治疗。

5. 老年人膳食指导原则

（1）食物多样、搭配合理，符合平衡膳食要求。

（2）能量供给与机体需要相适应，吃动平衡，维持健康体重。

（3）保证优质蛋白质、矿物质、维生素的供给。

（4）烹制食物应适合老年人咀嚼、吞咽和消化。

（5）饮食清淡，注意食品卫生。

（6）食物摄入无法满足需要时，合理补充营养素。

6. 脑卒中患者膳食指导原则

（1）平衡膳食

选择营养合理的多样化食物，以保证充足的营养和适宜的体重。主食应粗细搭配。

（2）个体化膳食指导

对于年轻的脑卒中患者，要养成良好的饮食习惯，减轻高血脂、高血压、高血糖症状。对于老年脑卒中患者，要提供适宜的能量和营养素。

（3）烹调方法

多用少盐少油且易于消化和吸收的烹调方式。

（4）食物质量与性状的改变

针对吞咽障碍的患者，将固体食物改成泥状或糊状。吞咽障碍患者容易误吸稀液体，在稀液体内加入增稠剂可减少误吸。

7. 成年糖尿病患者膳食指导原则

（1）平衡膳食

选择营养合理的多样化食物。主食应粗细搭配，全谷类食物占谷类一半，副食荤素搭配。

（2）合理计划用餐

定时定量进餐，早、中、晚三餐的能量应占总能量的 20% ~ 30%、30% ~ 35%、30% ~ 35%。此外还可以加餐，加餐能量占总能量的 10%，以防止出现低血糖症状。

（3）膳食计划及营养教育

根据照护对象的文化背景、生活方式、血糖控制情况、经济条件和教育程度，进行合理的个性化膳食安排和相应的营养教育。

（4）食物选择

1）优选食物包括低脂肪食物、高食纤维食物，需限制性选择的食物包括中等血糖生成指数食物、较低膳食纤维食物。不宜多选的食物包括高脂肪高胆固醇食物、高盐食物、精制糖食物、高血糖生成指数食物以及低膳食纤维食物。

2）不推荐糖尿病患者饮酒。如要饮酒，建议每周不超过 2 次，女性一天饮用酒的酒精量不应超过 15 g，男性一天饮用酒的酒精量不应超过 25 g。

3）甜味剂：糖尿病患者适量摄入糖醇类和非营养性甜味剂是安全的，但应注意由甜味剂制作的高脂肪食品对血糖仍有影响。

（5）烹调方法

糖尿病患者应选择少油少盐的烹调方式，每日烹调用盐限量 5 g 以内，合并高血压或肾脏疾病的患者应限制在 3 g 以内。

（6）吃动平衡

糖尿病患者应保持进食能量与消耗量相匹配，减轻胰岛素抵抗，改善代谢状态。

8. 动脉粥样硬化及冠心病患者的营养防治

（1）限制总热量摄入

热量摄入过多是肥胖的重要原因，而肥胖是动脉粥样硬化的重要因素，因此应控制总热量的摄入并适当增加运动，保持理想体重。

(2) 限制脂肪和胆固醇摄入

限制脂肪和胆固醇摄入是防治高脂血症、动脉粥样硬化以及动脉粥样硬化性冠心病的重要措施。鱼类对心血管有保护作用，可适当多吃。少吃高胆固醇的食物，如动物内脏等。

(3) 提高植物性蛋白的摄入，少吃甜食

大豆中的植物蛋白有很好的降血脂作用，应增加大豆及其制品的摄入。碳水化合物应限制单糖和双糖的摄入，少吃甜食，少喝含糖饮料。

(4) 保证充足的膳食纤维摄入

膳食纤维能明显降低血胆固醇，应多摄入含膳食纤维高的食物，如燕麦、玉米、蔬菜等。

(5) 供给充足的维生素和矿物质

维生素 E 和很多水溶性维生素以及微量元素具有改善心血管功能的作用，特别是维生素 E 和维生素 C 具有抗氧化作用，应多食用新鲜蔬菜和水果。

(6) 饮食清淡，少盐和少饮酒

高血压是动脉粥样硬化的重要危险因素。为预防高血压，每日盐的摄入应限制在 6 g 以下，同时戒酒或限酒。

(7) 适当多吃保护性食品

患者应多吃富含植物化学物质的植物性食物，如大豆、草莓、洋葱和香菇等。

四、进食的注意事项

1. 环境准备

进食的环境应清洁、整齐、空气新鲜、气氛轻松。进食前应暂停非紧急的治疗及照护工作。病室内如有危重或呻吟的照护对象，应以屏风遮挡。整理床单位，去除不良气味，避免不良视觉刺激。对于不能如厕的照护对象，饭前半小时给予便器排尿或排便，开窗通风，防止室内残留不良气味。可以鼓励照护对象在餐厅集体用餐。

2. 用具要求

将适用于照护对象的餐具摆放在其容易取到的位置，餐具可以在安全情况下结合照护对象的喜好进行选择。

3. 动作要求

对不能自行进食的照护对象，应根据照护对象的习惯耐心喂食。

4. 食物温度要求

不宜进食过热食物。进食过冷食物，容易伤脾胃，影响消化和吸收。食物以温热不烫嘴为宜。

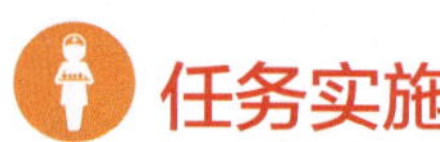

任务实施

一、评估与沟通

通过查阅照护对象的病历、照护记录及交班报告等，了解到冯女士为右侧肌力下降，目前可进行饮食指导操作，预计需为其进行饮食指导、健康指导等工作。现场对冯女士的体重、病情、意识、活动能力、心理状况等进行评估，为实施照护做准备。冯女士为右侧肌力下降，照护过程中需注意安全，明确指导患、健侧移动，照护者可以单人实施操作。冯女士意识清楚，能配合操作。冯女士有冠心病、高脂血症，需注意这些疾病的饮食指导原则。

二、照护准备

1. 照护环境准备

房间内无进行中的打扫，无异味，环境宽敞明亮，关门窗，防对流，温度适宜。

2. 照护者准备

衣着整洁，洗净并按需温暖双手。

3. 用品准备

适合照护对象的餐具，以及食物、餐巾纸等。

4. 照护对象准备

按需可提前如厕。

三、照护实施

1. 携用品至冯女士家中。

2. 核对冯女士的姓名、出生日期等信息。

3. 向冯女士说明来意、注意事项及配合要点，并征得其同意。

4. 协助冯女士准备午餐并选择合适的进餐地点。

5. 协助冯女士调整到合适的进食体位（见图 2-3-2）。

6. 尊重冯女士意愿，选择合适的餐具、食物（见图 2-3-3）。

7. 在冯女士进食过程中，注意观察冯女士的面色、表情，谨防呛咳或者噎食。

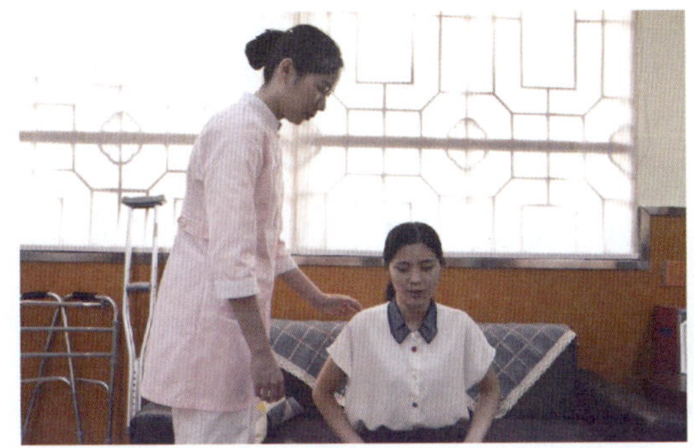

图 2-3-2　在患侧进行协助，协助照护对象取舒适体位

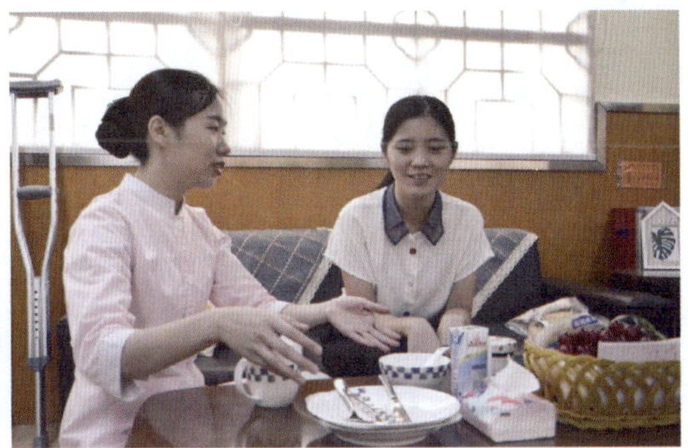

图 2-3-3　按照护对象意愿选取食物

四、给予照护对象饮食指导，并协助确定采购清单

1. 提供积极的支持，提高冯女士的自我管理能力。

2. 进行饮食指导（见图 2-3-4）：结合冯女士的具体情况进行饮食指导，如减少肉类、油脂丰富食物的摄入，烹调方式选择水煮等。

3. 结合饮食指导内容及冯女士女儿采购的习惯，与冯女士讨论、确定采购清单内容。

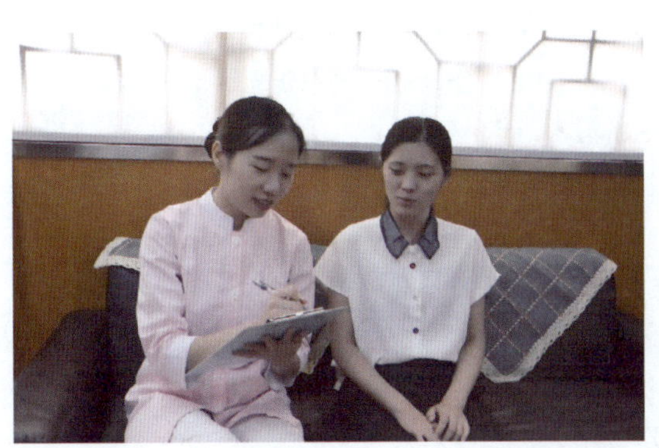

图 2-3-4　对照护对象进行饮食指导

五、整理用品，做好记录

1. 整理用品：分类处理，物归原处。
2. 冯女士：体位舒适、安全。
3. 照护者进行手部清洁。
4. 记录：对实施照护的时间、照护措施与建议、特殊情况等进行记录。

能力测评

<table>
<tr><th>项目</th><th colspan="2">测评标准</th><th>得分</th></tr>
<tr><td rowspan="6">知识学习
（30 分）</td><td colspan="2">能否认真听老师讲课（2 分）</td><td></td></tr>
<tr><td colspan="2">听课过程中是否提出问题（4 分）</td><td></td></tr>
<tr><td colspan="2">能否回答饮食照护的评估内容（4 分）</td><td></td></tr>
<tr><td colspan="2">能否回答冠心病的营养防治要点（6 分）</td><td></td></tr>
<tr><td colspan="2">能否说明基本饮食的适用范围和饮食原则（8 分）</td><td></td></tr>
<tr><td colspan="2">能否说明进食照护流程及要点（6 分）</td><td></td></tr>
<tr><td>技能要求
（50 分）</td><td>操作是否
标准、规范
（50 分）</td><td>1. 遵守相关的法律法规（2 分）
2. 维护环境的安全、清洁、便捷，规避风险，保护照护对象安全（5 分）
3. 按 WHO“5 个洗手时刻”进行手部清洁（5 分）
4. 实施有效的时间管理（2 分）
5. 以照护对象为中心（5 分）
6. 评估全面、细致（5 分）
7. 展示良好的进食照护技巧（10 分）
8. 与照护对象沟通时，体现团队的作用（3 分）
9. 操作中符合人体工程原理（5 分）
10. 物品的取用、存放、安置合理，不浪费（3 分）
11. 操作后进行物品整理（2 分）
12. 操作后进行规范记录（3 分）</td><td></td></tr>
<tr><td rowspan="5">职业素质
（20 分）</td><td colspan="2">专业形象良好，自信、友善（3 分）</td><td></td></tr>
<tr><td colspan="2">沟通顺畅、自然、有效，能够运用沟通技巧恰如其分地传递信息（6 分）</td><td></td></tr>
<tr><td colspan="2">实施任务过程中，充分体现专业知识技能（3 分）</td><td></td></tr>
<tr><td colspan="2">对突发状况能快速应变，具有较强的问题解决能力（3 分）</td><td></td></tr>
<tr><td colspan="2">关注照护对象的情绪、病情变化和照护对象的需要，并给予有效的情感支持（5 分）</td><td></td></tr>
</table>

实践演练

陈女士，35 岁，一个月前被确诊为慢性肾脏病。她来到日间照护中心，想咨询患病之后自己饮食的注意事项。如果你是今天负责接待她的照护者，你将如何对陈女士进行饮食指导？

任务四
排泄照护

任务目标

1. 了解排泄照护的工作要求，能为照护对象实施排泄照护。
2. 掌握排泄异常及照护要求。
3. 熟悉留置导尿管的适用症及基本要求。
4. 能够为留置导尿管的照护对象进行造瘘口照护。

任务描述

陈先生，35 岁，小学语文老师，两周前被确诊为结肠癌，结肠癌根治术后情况良好，留置导尿管一根。陈先生将于明天下午办理出院手续。现在是早上 10 点，假设你是陈先生的照护者，你需要为他进行排泄照护，包括协助他更换造口袋，并给予健康指导。作为照护者，针对陈先生的情况你该如何实施照护?

任务讨论

1. 如何评估陈先生的基本情况?
2. 陈先生的排泄需求与特点是什么?
3. 在实施操作中，应该注意哪些事项?

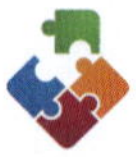

方法指导

陈先生目前已进行根治术，术后情况良好，目前的照护需求主要为造口的照护、更换造口袋的指导和针对造口的健康指导等。照护者实施照护前，需要对其身体综合情况、合作程度等进行全面评估，根据评估结果采取有效的照护措施。照护过程中需针对陈先生留置导尿管和造口的情况给予有针对性的健康指导，操作中避免导尿管脱出。照护过程中需关注陈先生的安全，防止坠床、外伤等；实施照护后需要进行记录。

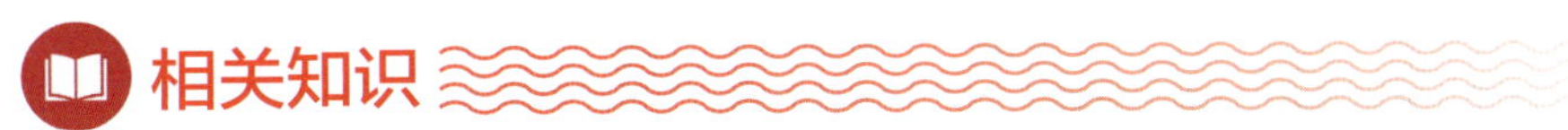

一、排泄与身心健康

1. 排尿

排尿是一种受大脑皮质控制的反射活动。当产生排尿欲时，如果条件允许，排尿反射进行，尿液被膀胱驱出。如果条件不允许，排尿反射将受到抑制。

2. 排尿的评估

（1）排尿次数

一般成人白天排尿 3 ~ 5 次，夜间 0 ~ 1 次。

（2）尿量

尿量是反应肾脏功能的重要指标之一。正常情况下，每次尿量 200 ~ 400 mL，24 h 总尿量为 1 000 ~ 2 000 mL。尿量和排尿次数受多方面因素影响。

（3）尿液的性状

1）颜色：正常新鲜尿液呈淡黄色或深黄色，是由于尿胆原和尿色素所致。当尿液浓缩时，可见量少色深。尿的颜色还受某些食物和药物的影响，如进食大量胡萝卜或服用核黄素，尿液的颜色呈深黄色。

在病理情况下，尿的颜色可有以下变化：①尿液中含有红细胞为血尿。尿液中含红细胞量多时呈洗肉水色，常见于急性肾小球肾炎、输尿管结石、泌尿系统肿瘤等。②尿液中含有血红蛋白为蛋白尿，一般呈浓茶色、酱油色，常见于血型不合所致的溶血、恶性疟疾等。③尿液中含有胆红素为胆红素尿，一般呈深黄色或黄褐色，振荡尿液后泡沫也呈黄色，常见于阻塞性黄疸和肝细胞性黄疸。④尿液中含有淋巴液为乳糜尿，排出的尿液呈乳白色，常见于丝虫病。

2）透明度：正常新鲜尿液清澈透明，放置后可出现微量絮状沉淀物。新鲜尿液发生浑浊主要是尿液含有大量尿盐，尿液冷却后可出现混浊，但加热、加酸或加碱后，尿盐溶解，尿液即可澄清。当泌尿系统感染时，尿液中含有大量的脓细胞、红细胞、上皮细胞、细菌或炎性渗出物，排出的新鲜尿液呈白色絮状浑浊，此种尿液在加热、加酸或加碱后，其浑浊度不变。蛋白尿不影响尿液的透明度，但振荡时可产生较多且不易消失的泡沫。

3）酸碱度：正常人尿液呈弱酸性，一般尿液 pH 值为 6 左右。饮食可影响尿液的酸碱度，当进食大量蔬菜时，尿液可呈碱性，进食大量肉类时，尿液可呈酸性。酸中毒者的尿液可呈强酸性，严重呕吐者的尿液可呈强碱性。

4）比重：尿比重的高低主要取决于肾脏的浓缩功能。成人的尿比重在 1.015 ~ 1.025 之间。若尿比重经常稳定在 1.010 左右，提示肾功能可能有严重障碍。

5）气味：正常尿液气味来自尿内的挥发性酸。尿液久置后，因尿素分解产生氨，有氨臭味。当泌尿道感染时，新鲜尿也有氨臭味。

3. 影响排尿的因素

（1）心理因素

心理因素对正常排尿有很大影响。当个体处于过度焦虑和紧张的情形下，有时会出现尿频、尿急，有时会抑制排尿还受暗示的影响，如有些人听见流水声便产生尿意。

（2）个人习惯

大多数人在潜意识里会形成一些排尿时间的习惯，如早晨起床第一件事是排尿，晚上就寝前要排空膀胱。排尿的时间是否充裕以及环境是否合适，也会影响排尿的完成。

（3）液体的摄入

液体的摄入量直接影响尿量和排尿的频率。摄入液体的种类也影响排尿，如咖啡、茶、酒类饮料有利尿作用。有些食物的摄入也会影响排尿，如含水量多的水果、蔬菜等可增加液体摄入量，使尿量增多。摄入含盐较高的饮料或食物，则会使尿量减少。

（4）气候变化

夏季身体大量出汗，体内水分减少，导致尿液浓缩和尿量减少。冬季寒冷，身体外周血管收缩，循环血量增加，体内水分相对增加，导致尿量增加。

（5）治疗及检查

外科手术和外伤可导致失血、失液，若补液不足，机体处于脱水状态，则尿量减少。如手术中使用麻醉药可干扰排尿反射，改变排尿形态；外科手术或外伤造成输尿管、膀胱、尿道肌肉损伤而不能控制排尿；某些诊断性检查前要求被检查者禁食禁水，因体液减少而影响尿量；有些检查可能造成尿道损伤、水肿与不适，导致排尿形态改变；某些药物直接影响排尿，如利尿药可增加尿量，止痛药、镇静药干扰排尿。

（6）疾病

神经系统的损伤和病变可能会造成尿失禁。肾脏的病变会使尿液的生成发生障碍，出现少尿或无尿。泌尿系统的肿瘤、结石或狭窄可导致排尿障碍。老年男性前列腺肥大，压迫尿道，可出现排尿困难。

（7）其他因素

妇女在妊娠时，排尿次数增多。在月经周期中，行经前大多数妇女有液体潴留、尿量减少的现象，行经开始后尿量增加。老年人因膀胱肌肉张力减弱，出现尿频。婴儿因大脑发育不完善，其排尿反射作用未完全形成，2 ~ 3 岁后才能自我控制。

4. 排便

从大肠排出废物的过程称为排便。正常人的直肠腔除排便前和排便时通常无粪便。当肠通过蠕动将粪便推入直肠时，刺激直肠壁内的感受器，引起便意和排便反射。如果环境许可，肛门内括约肌舒张，同时提肛肌收缩，肛门外括约肌舒张，腹内压增加，共同促进粪便排出体外。

排便活动受大脑皮质的控制，意识可以促进或抑制排便。正常人的直肠对粪便的压力刺激有一定的阈值，达到此阈值时可产生便意。如果个体经常有意识遏制便意，会使直肠渐渐失去对粪便压力刺激的敏感性，粪便在大肠内停留过久，失水干结，造成排便困难。

5. 排便的评估

（1）排便次数

一般成人每天排便 1 ~ 3 次，婴幼儿每天排便 3 ~ 5 次。成人每天排便超过 3 次或每周少于 3 次，应视为排便异常。

（2）排便量

每日排便量与膳食、摄入的液体、大便次数及消化器官的功能有关。正常成人每天排便 100 ~ 300 g。进食低纤维、高蛋白质等精细食物者粪便量少而细腻。进食大量蔬菜、水果及粗粮者粪便量较多。当消化器官功能紊乱时，也会出现排便量的改变。

（3）粪便的形状

1）形状与软硬度：正常人的粪便为成形软便。当人便秘时，粪便坚硬，呈栗子样；消化不良或急性肠炎时，可为稀便或水样便；肠道部分梗阻或直肠狭窄，粪便常呈扁条形或带状。

2）颜色：正常成人的粪便呈黄褐色或棕黄色。婴儿的粪便呈黄色或金黄色。因摄入食物或药物种类的不同，粪便颜色会发生变化。如果粪便颜色改变与上述情况无关，表示消化系统有病理变化。如柏油样便提示上消化道出血，白陶土色便提示胆道梗阻，暗红色血便提示下消化道出血，果酱样便提示肠套叠、阿米巴痢疾，粪便表面粘有鲜红色血液提示痔疮或肛裂，白色“米泔水”样便提示霍乱、副霍乱。

3）内容物：粪便内容物主要为食物残渣及机体代谢后的废物。当消化道有感染或出血时，粪便中可混有血液、脓液或肉眼可见的黏液。肠道寄生虫感染者的粪便中可检出蛔虫、蛲虫等。

4）气味：肉食者味重，素食者味轻。严重腹泻者气味为极恶臭；下消化道溃疡、恶性肿瘤患者粪便呈腐败臭；上消化道出血的柏油样粪便呈腥臭味；消化不良，粪便为酸败臭。

6. 影响排便的因素

（1）生理因素

1）年龄：年龄可影响人对排便的控制。3 岁以下的婴幼儿由于神经和控制排便的肌肉系统发育不全，不能控制排便。老年人随年龄增加，腹壁肌肉张力下降，胃肠蠕动减慢，肛门括约肌松弛，导致肠道控制能力下降而出现排便功能异常。

2）排泄习惯：在日常生活中，许多人都有自己固定的排便时间、使用某种固定的便具等生活习惯，当环境改变时，就可能影响正常排便。

（2）心理因素

心理因素是影响排便的重要因素。精神抑郁时，身体活动减少，肠蠕动减少可导致便秘。情绪紧张、焦虑可导致迷走神经兴奋，肠蠕动增加，可引起吸收不良、腹泻。

（3）饮食与活动

1）食物与液体摄入：均衡饮食与足量的液体摄入是维持正常排便的重要条件。

富含纤维的食物可提供必要的粪便容积，加速食糜通过肠道，减少水分在大肠内的再吸收，使大便柔软而易于排出。每日摄入足量液体，可以液化肠内容物，使食物能顺利通过肠道。

2）活动：活动可维持肌肉的张力，刺激肠道蠕动，有助于维持正常的排便功能。长期卧床、缺乏活动的照护对象，可因肌肉张力减退而导致排便困难。

（4）与疾病有关的因素

1）疾病：肠道疾病或身体其他系统的病变可影响正常排便。如大肠癌、结肠炎可增加排便次数，脊髓损伤、脑卒中等可致排便失禁。

2）药物：有些药物能治疗便秘和腹泻，但如果药物剂量不准确，可能会导致相反的结果。有些药物可能干扰排便的正常形态，如长时间服用抗生素可抑制肠道正常菌群生长而导致腹泻，麻醉药或止痛药可使肠运动能力减弱而导致便秘。

3）治疗和检查：某些治疗和检查会影响个体的排便活动，如腹部、肛门部位手术会造成排便困难，灌肠或服用钡剂也可影响排便。

二、排泄异常与照护

1. 异常排尿的评估

（1）多尿

多尿指 24 h 尿量超过 2 500 mL 者。

多尿的原因：持续存在的多尿，多由内分泌代谢障碍或肾小管浓缩功能不全引起，多见于糖尿病、尿崩症、急性肾功能不全等患者。

（2）少尿

少尿指 24 h 尿量少于 400 mL 或每小时尿量少于 17 mL 者。

少尿的原因包括发热、液体摄入过少、体内血液循环不足，多见于心脏、肾脏、肝脏功能衰竭等患者。

（3）无尿或尿闭

无尿或尿闭指 24 h 尿量少于 100 mL 或 12 h 内无尿液产生者，多见于严重休克、急性肾衰竭、药物中毒等患者。

（4）膀胱刺激征

膀胱刺激征的主要表现为尿频、尿急、尿痛。产生膀胱刺激征的原因主要有膀胱及尿道感染和机械性损伤。

2. 尿潴留

（1）尿潴留的常见原因

尿潴留是指尿液大量存留在膀胱内而不能自主排出。出现尿潴留时，膀胱容积可增至 3 000 ~ 4 000 mL，膀胱高度膨胀。患者主诉下腹胀痛，排尿困难。

产生尿潴留的常见原因包括：

1）机械性梗阻：膀胱颈部或尿道有梗阻性病变，如前列腺肥大或肿瘤压迫尿道，造成排尿受阻。

2）动力性梗阻：膀胱、尿道并无器质性梗阻病变，由于排尿功能障碍，不能形成排尿反射。

3）其他原因：心理因素，如焦虑影响排尿。由于尿液存留过多，膀胱过度充盈，致使膀胱收缩无力，造成尿潴留。

（2）尿潴留的照护

1）心理照护：安抚照护对象，消除焦虑和紧张情绪。

2）提供隐蔽的排尿环境：关闭门窗，用屏风遮挡，请无关人员回避。适当调整治疗和照护时间，使照护对象安心排尿。

3）调整体位和姿势：协助卧床照护对象取适当体位排尿。对需绝对卧床休息或某些手术照护对象，应事先训练床上排尿，以免因不适应排尿姿势的改变而导致尿潴留。

4）利用条件反射诱导排尿：如播放流水声或用温水冲洗会阴。

5）热敷、按摩：热敷、按摩可放松肌肉，促进排尿。如果照护对象病情允许，可用手按压膀胱协助排尿，但不可强力按压，以防膀胱破裂。

6）健康指导：指导照护对象养成定时排尿的习惯。

经上述处理仍不能解除尿潴留时，可根据医嘱采用导尿术。

3. 尿失禁

（1）尿失禁的分类及原因

尿失禁是指排尿失去意识控制或不受意识控制，尿液不自主地流出。尿失禁可分为以下三种：

1）真性尿失禁，即膀胱有一些尿便会不自主地流出，膀胱处于空虚状态，丧失储尿功能。

原因：脊髓初级排尿中枢与大脑皮质之间联系受损，如昏迷、截瘫等。此外，膀胱括约肌损伤或功能不良，膀胱与阴道之间有瘘道等原因也会造成尿失禁。

2）假性尿失禁（充溢性尿失禁），即膀胱内储存部分尿液，当膀胱充盈达到一定压力时，便不自主溢出少量尿液。当膀胱内压力降低时，排尿立即停止，但膀胱仍呈胀满状态而不排空。

原因：脊髓初级排尿中枢活动受抑制。当膀胱充满尿液，内压增高时，迫使少量尿液流出。

3）压力性尿失禁，即咳嗽、打喷嚏或运动时，腹肌收缩，腹内压升高，以致不自主地排出少量尿液。

原因：膀胱括约肌张力降低、骨盆底部肌肉及韧带松弛，多见于中老年女性。

（2）尿失禁的照护

1）皮肤照护：注意保持皮肤清洁干燥。床上铺橡胶垫和中单，也可使用尿垫或一次性纸尿裤。经常用温水清洗会阴部，勤换衣裤、床单、尿垫。根据皮肤情况，定时按摩受压部位，防止发生压疮。

2）外部引流：必要时可用接尿装置引流尿液。女性照护对象可用女式尿壶紧贴外阴部接取尿液。男性照护对象可用尿壶接尿，也可用阴茎套连接集尿袋接取尿液，但此方法不宜长时间使用，每天要定时取下阴茎套和尿壶，清洗会阴部和阴茎，并将局部暴露于空气中。

3）重建正常的排尿功能

①如病情允许，指导照护对象每日摄入液体 2 000 ~ 3 000 mL。多饮水可以促进排尿反射，还可预防泌尿系统感染。入睡前限制饮水，减少夜间尿量，以免影响照护对象休息。

②观察排尿反应，定时使用便器，建立规律的排尿习惯。刚开始时 1 ~ 2 h 使用便器一次，以后间隔时间可以逐渐延长，以促进排尿功能的恢复。使用便器时，可用手按压膀胱协助排尿。

③指导照护对象进行骨盆底部肌肉的锻炼，以增强控制排尿的能力。具体方法是照护对象取立、坐或卧位，试做排尿（排便）动作，先慢慢收紧盆底肌肉，再缓缓放松，每次 10 s 左右，连续 10 次，每日进行数次，以不觉疲乏为宜。

④对长期尿失禁的照护对象，可行导尿术留置导尿管，并定时夹闭和引流尿液，锻炼膀胱壁肌肉张力，重建膀胱储存尿液的功能。

⑤心理照护：照护者应尊重和理解照护对象，并给予安慰和鼓励，使其树立恢复健康的信心，积极配合治疗和照护。

4. 便秘者的照护

（1）提供适当的排便环境

为照护对象提供隐蔽的环境和充裕的排便时间，如拉上床帘或用屏风遮挡，避开查房、治疗、照护和进餐时间。

（2）选取适宜的排便姿势

在床上使用便器时，最好采取坐姿或抬高床头，利用重力增加腹内压力以促进排便。病情允许时，让照护对象下床去厕所排便。

（3）腹部环形按摩

排便时用手沿结肠位置自右向左环行按摩，可促使降结肠的内容物向下移动，并可增加腹内压，促进排便。指端轻压肛门后端也可促进排便。

（4）口服缓泻药物

缓泻药物可增加粪便中的水分含量，加快肠蠕动，加速肠内容物的运行，从而起到导泻的作用。对于老年人、儿童应选择作用缓和的泻药，慢性便秘者可选用蓖麻油、番泻叶、酚酞、大黄等接触性泻药。

使用缓泻药可暂时解除便秘，但不能长期使用，否则会产生依赖性。

（5）使用简易通便剂

常用的通便剂有开塞露、甘油栓等。通便剂的作用机制是软化粪便，润滑肠壁，刺激肠蠕动，以促进排便。

（6）灌肠

对便秘严重者，可根据医嘱给予灌肠。

（7）健康教育

帮助照护对象及家属正确认识维持正常排便习惯的意义，传授有关正确排便的知识。

（8）重建正常的排便习惯

指导照护对象选择适合自身排便的时间，逐步重建正常的排便习惯，不随意使用缓泻药及灌肠等方法。

（9）合理安排膳食

多摄取可促进排便的食物和饮料，如蔬菜、水果、粗粮等富含膳食纤维的食物。餐前提供开水、柠檬汁等热饮，刺激排便反射。适当提供轻泻食物，如梅子汁促进排便。如果病情允许，每日液体摄入量不少于 2 000 mL。适当食用油脂类食物。

（10）鼓励照护对象适当运动

鼓励照护对象适当运动，如散步、做操、打太极拳等。卧床照护对象可进行床上活动。此外，照护者还应指导照护对象进行增强腹肌和盆底部肌肉的运动，以促进排便。

5. 粪便嵌塞者的照护

（1）使用栓剂、口服缓泻药

早期可使用栓剂、口服缓泻药来润肠通便。

（2）灌肠

必要时先行油类保留灌肠，2 ~ 3 h 后再做清洁灌肠。

（3）人工取便

人工取便应动作轻柔，避免损伤直肠黏膜。人工取便易刺激迷走神经，故心脏病、脊椎受损者须慎重使用。在操作中，如照护对象出现心悸、头昏等情况，须立刻停止人工取便。

（4）健康指导

向照护对象及家属讲解排便有关知识，建立合理的膳食结构。协助照护对象建立并维持正常的排便习惯，防止便秘发生。

6. 腹泻者的照护

（1）去除原因，如肠道感染者，应遵医嘱给予抗生素治疗。

（2）卧床休息，减少肠蠕动，注意腹部保暖。对不能自理的照护对象应给予便器，并消除焦虑不安的情绪。

（3）调理膳食，鼓励照护对象饮水，酌情给予清淡的流质或半流质食物，避免油腻、辛辣、高纤维食物。严重腹泻时可暂时禁食。

（4）防止水和电解质紊乱，按医嘱给予止泻药、口服补盐液或静脉输液。

（5）保护会阴部皮肤，特别是幼儿、老年人、身体衰弱者，每次便后用软纸轻擦肛门，用温水清洗，并在肛门周围涂油膏以保护局部皮肤。

（6）密切观察病情，记录排便的性质、次数等，必要时留取标本送检。注意病情危重者的生命体征变化。

（7）心理支持：粪便异味及沾污的衣裤、床单、被套、便器均会给照护对象带来不适，因此要协助照护对象更换衣裤、床单、被套及沐浴。

（8）健康指导：向照护对象讲解有关腹泻的知识，指导照护对象注意饮食卫生，养成良好的卫生习惯。

7. 排便失禁者的照护

（1）心理照护。排便失禁者心情紧张而窘迫，常感到自卑和忧郁，期望得到理解和帮助。照护人员应尊重和理解照护对象，给予心理安慰与支持，帮助其树立信心，配合治疗和照护。

（2）保护皮肤。床上铺橡胶垫和中单，或使用一次性尿布。每次便后用温水洗净肛门周围及臀部皮肤，保持皮肤清洁干燥。必要时，肛门周围涂油膏。注意观察骶尾部皮肤变化，定时按摩受压部位，预防压疮。

（3）重建控制排便的能力。了解照护对象排便规律，定时给予便器，促使照护对象按时自己排便。与医生协调定时应用导泻栓剂或灌肠，以刺激定时排便。教会照护对象进行肛门括约肌及盆底部肌肉功能锻炼。

（4）保证照护对象每天摄入足量的液体。

（5）保持床褥、衣服清洁，室内空气清新，及时更换污湿的衣裤和被单，定时开窗通风，去除不良气味。

8. 肠胀气者的照护

（1）指导照护对象养成良好的饮食习惯。

（2）去除引起肠胀气的原因，如勿摄入产气食物和饮料，积极治疗肠道疾病等。

（3）鼓励照护对象适当活动。卧床照护对象可做床上活动，以促进肠蠕动，减轻肠胀气。

（4）轻微胀气时，可行腹部热敷或腹部按摩。严重胀气时，遵医嘱给予药物治疗或行肛管排气。

三、留置导尿管的照护

1. 留置导尿管的目的

留置导尿管术是指将导尿管保留在膀胱内，引流尿液的方法。其目的为：

（1）抢救危重、休克照护对象时，正确记录每小时尿量，测量尿比重。

（2）为盆腔手术排空膀胱，使膀胱持续保持空虚状态。

（3）某些泌尿系统疾病手术后留置导尿管便于引流和冲洗，并减轻手术切口的张力，促进切口的愈合。

（4）为尿失禁或会阴部有伤口的照护对象引流尿液，保持会阴部的清洁干燥。

（5）为尿失禁的照护对象恢复膀胱功能。

2. 留置导尿管照护的基本要求

（1）保证导尿管固定、通畅。

（2）每日进行尿道口及会阴部清洁。

（3）妥善固定尿袋，定时放尿。

四、造瘘口照护

1. 肠造口观察

（1）活力

正常肠造口颜色呈新鲜牛肉红色，表面光滑湿润。术后早期肠黏膜轻度水肿属正常现象，一周左右水肿消退。如果肠造口出现暗红色或淡紫色，提示胃肠造口黏膜缺血；如果局部或全部变黑，则提示造口缺血坏死。

（2）高度

肠造口高度一般突出皮肤表面 1 ~ 2 cm，以利于排泄物排入造口袋内。

（3）形状与大小

肠造口一般呈圆形或椭圆形，结肠造口比回肠造口直径大。

2. 常用的造口袋

造口袋有一件式和两件式之分。一件式造口袋的底盘与便袋合一，只需将底盘上的胶质贴面直接贴于皮肤上即可，但反复撕脱易出现撕脱性皮炎，也不方便清洁。两件式造口袋的底盘与便袋分离，需先将底盘固定于造口周围皮肤，再将便袋安装在底盘上，便袋可随时取下清洗，此外还可通过防漏药膏、防臭粉等提高防漏、防臭效果。

3. 造口袋的使用与更换

（1）一件式造口袋

1）取下造口袋：动作要轻柔，以免损伤皮肤。

2）清洁造口及周围皮肤：使用生理盐水或温水彻底清洗造口及周围皮肤，用清洁柔软的毛巾或纱布擦拭并抹干，同时观察造口颜色及周围皮肤情况，如图 2–4–1 所示。

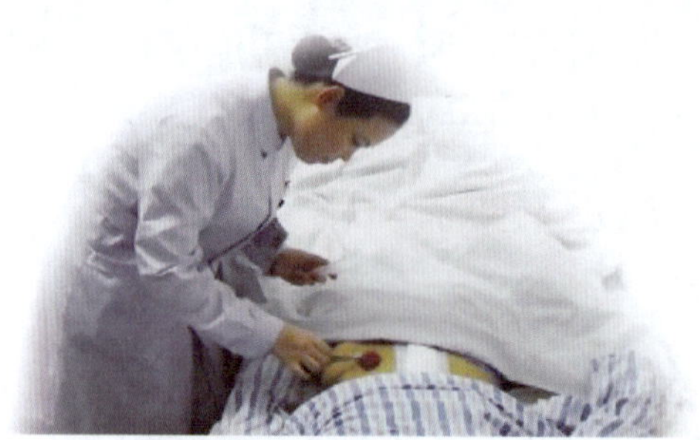

图 2–4–1　清洁造口及周围皮肤

3）裁剪造口袋底板：用造口测量板测量造口的大小、形状，在底板上裁剪大小合适的开口，如图 2–4–2 所示。造口底板孔径应大于造口直径 0.2 cm。

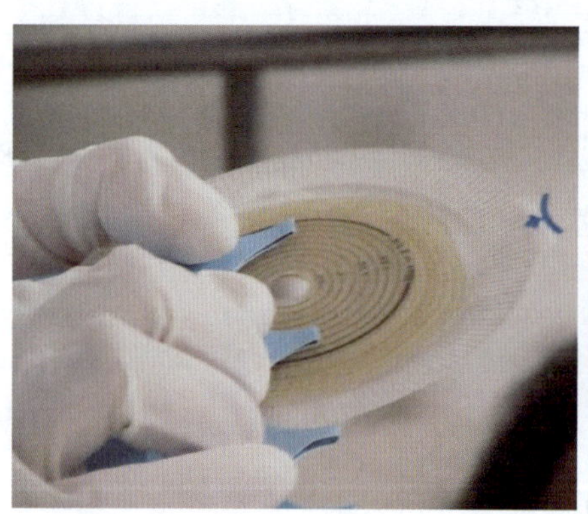

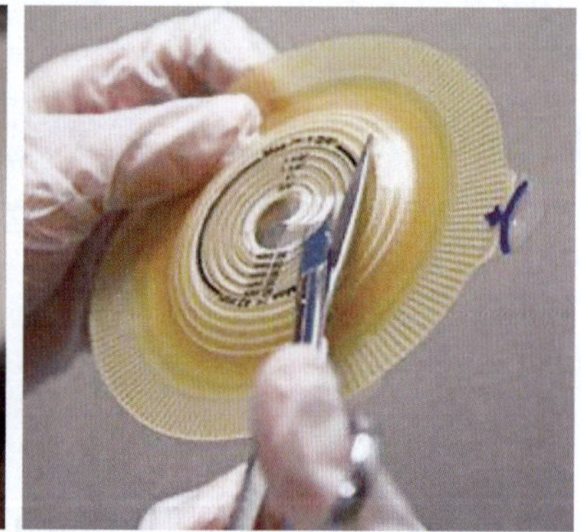

图 2–4–2　测量造口大小、裁剪底盘

4）粘贴造口袋：撕去底板的粘贴保护纸，将造口袋底板平整地粘贴在造口周围皮肤上，用手均匀按压造口底板边缘各处，使其与皮肤紧密贴合，如图 2–4–3 所示。

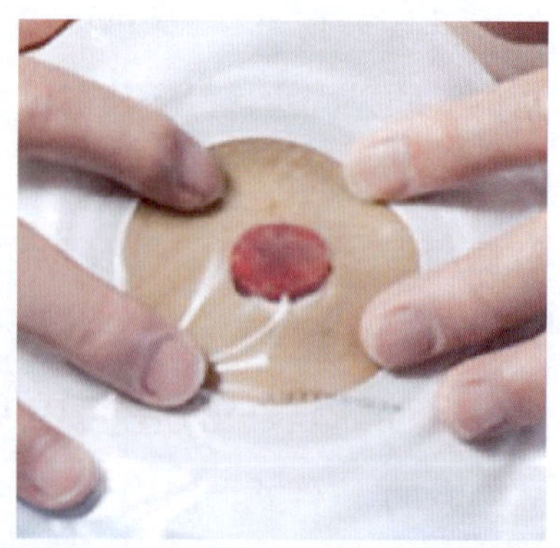

图 2–4–3　将造口底板平整地粘贴在造口周围皮肤

5）将袋体开口处向底盘方向折叠，扎带向上卷 3 ~ 4 圈，两侧向内折叠，扣好造口袋尾部袋夹，如图 2–4–4 所示。

（2）两件式造口袋

两件式造口袋的底板和袋子是分开的，因此

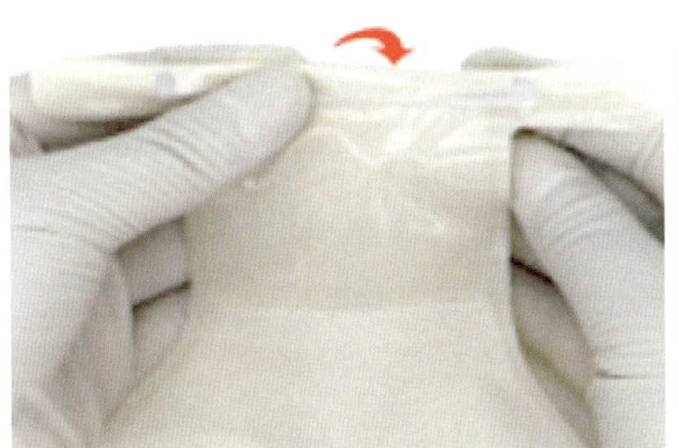
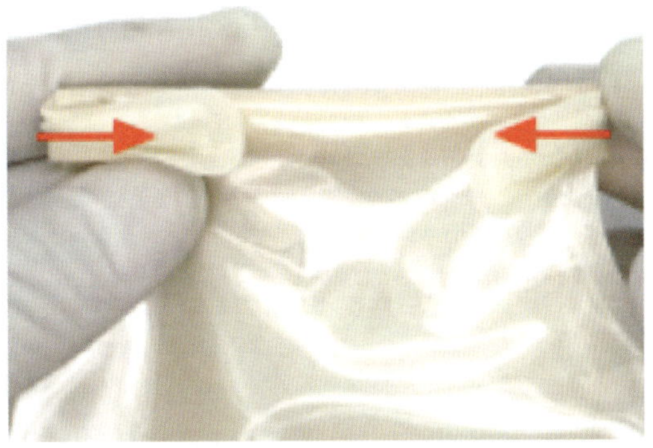

图 2-4-4　扣好造口袋尾部袋夹

在粘贴好造口袋底板后，将袋子沿着浮动环扣于底板上，并确保连接紧密，如图 2-4-5、图 2-4-6 所示。

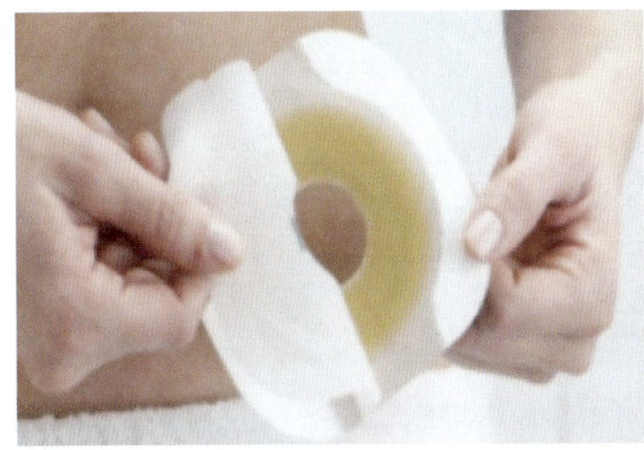
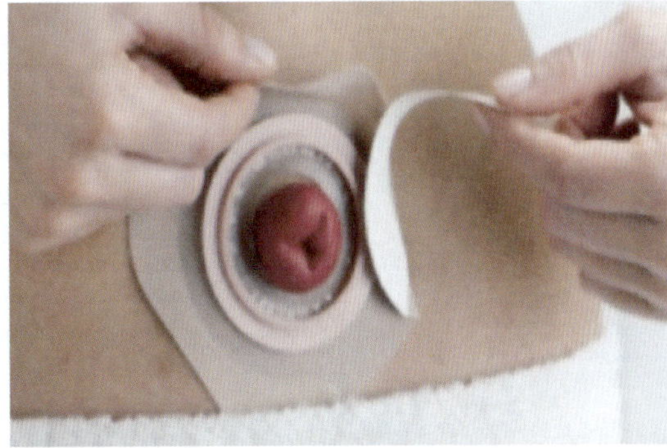

图 2-4-5　粘贴底盘

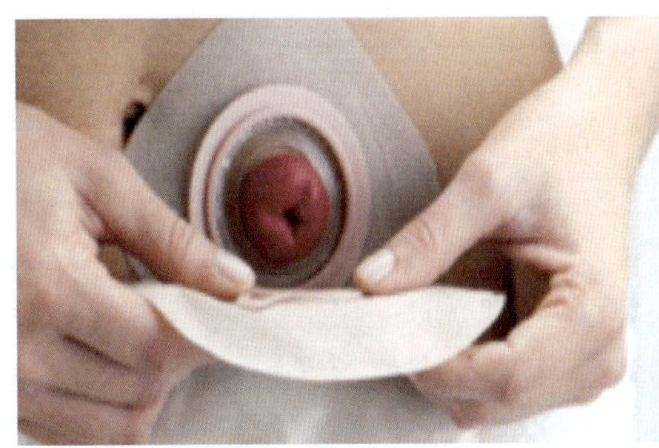
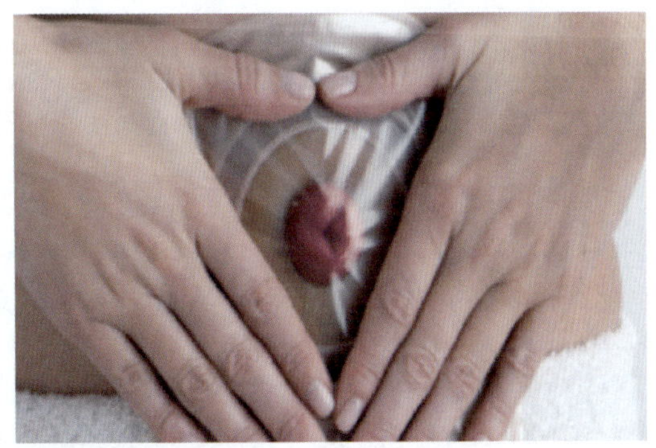

图 2-4-6　粘贴造口袋

4. 饮食指导

（1）应进食易消化的熟食，防止因饮食不洁导致腹泻。

（2）避免食用过多的粗纤维食物，以及洋葱、大蒜、豆类、山芋等可产生刺激性气味或胀气的食物。

（3）饮食以高热量、高蛋白、维生素丰富的少渣食物为主。

（4）多饮水。

5. 预防造口及其周围常见并发症

（1）造口出血

出血量少时，可用棉球和纱布稍加压迫；出血量较多时，可用 1% 肾上腺素溶液浸湿的纱布压迫或用云南白药粉外敷；大量出血时，需缝扎止血。

（2）造口缺血坏死

造口缺血坏死多由于造口部血运不良，张力过大引起。术后 72 h 内应严密观察造口部血运，并排除一切可能对造口部产生压迫的因素。正常造口应为粉色，若色泽变暗、发黑，要及时报告医生。

（3）皮肤黏膜分离

造成皮肤黏膜分离常见的原因为造口局部坏死、缝线脱落或缝合处感染。对于较浅的分离，可给予溃疡粉，再用防漏膏阻隔后贴上造口袋；对于较深的分离，因渗液较多，多选用吸收性敷料填塞后再贴上造口袋。

（4）结肠造口狭窄

造口狭窄可在造口处拆线，将食指、中指缓慢插入造口肠管来扩张造口，每日一次。同时观察照护对象是否出现腹痛、腹胀、恶心、呕吐，以及停止排气排便等肠梗阻症状。

（5）造口回缩

造口回缩可能是造口感染等因素所致，需手术重建造口。

（6）造口脱垂

轻度脱垂不必特殊处理，中度脱垂可复位并用腹带加压包扎，重症者需手术处理。

（7）粪水性皮炎

粪水性皮炎多由于造口位置难贴造口袋、底板开口裁剪大等原因导致大便长时间刺激皮肤所致。针对这种情况，应指导照护对象使用合适的造口用品进行正确操作。

（8）造口旁疝

发生造口旁疝时应指导照护对象避免增加腹压，如避免提举重物、治疗慢性咳嗽、停止结肠灌洗，并带特制的疝气带，旁疝严重者需行手术修补。

6. 帮助照护对象接纳并主动参与造口照护

多数照护对象在直肠癌根治 / 切除等术后表现出悲哀、绝望等消极情绪。因此，照护者应采取以下照护措施：

（1）与照护对象亲切交谈，鼓励照护对象说出内心的真实感受，及时发现消极情绪。可通过组织讲座、举办病友联谊会等方式，让照护对象多与相同病种的照护对象和志愿者交流，以排解孤独无助感，促使照护对象以积极乐观的态度面对造口。

（2）在进行换药、更换造口袋等照护操作前，应使用屏风遮挡，维护照护对象的尊严，尊重其隐私。

（3）在进行造口照护时，可鼓励照护对象家属在床边协助，消除其厌恶情绪。

（4）正确引导照护对象树立自信心，与照护对象及家属共同讨论进行造口自理时可能出现的问题及解决方法，并予以鼓励，促使其掌握独立照护造口的方法。

（5）当照护对象及家属熟练掌握造口自理技术后，进一步引导照护对象逐渐恢复正常生活，并参加适量的运动和社交活动，但应注意活动强度，避免造口脱垂或造口旁疝。

7. 造瘘口照护的基本要求

（1）保持造瘘口周围皮肤清洁。

（2）妥善固定、不渗漏。

（3）观察造瘘口有无异常情况。

（4）按需更换并清洁便袋，一般 3 ~ 5 天更换一次，如有渗漏应随时更换。

五、盆底肌训练法

盆底肌是指封闭骨盆底的肌肉群。盆底肌日常训练方法如下：

1. 指导照护对象有意识地收缩盆底肌并持续 3 ~ 5 s，然后放松 10 s，再重复收缩 3 ~ 5 s，重复 10 ~ 15 次为一组，每天进行 3 ~ 6 组。

2. 训练的强度要以照护对象感到不疲劳为宜。

任务实施

一、评估与沟通

通过查阅照护对象的病历、照护记录及交班报告等，了解到陈先生情况稳定，目前可进行排泄照护的操作，预计需为其更换造口袋，并提供健康指导。现场对陈先生的病情、意识、活动能力、心理状况等进行评估，为实施照护操作做准备。陈先生有留置导尿管，在指导陈先生体位转换、移动时需防止尿管脱出。目前陈先生病情稳定，照护者能单人实施操作。陈先生意识清楚，经说明后能配合操作。陈先生在结肠癌根治术后有肠造口，明日将出院，因此应进行有针对性的健康指导。

二、照护准备

1. 照护环境准备

房间内无进行中的打扫，无异味，宽敞明亮，关门窗，防对流，温度适宜。

2. 照护者准备

衣着整洁，洗净并按需温暖双手。

3. 用品准备

清洁、干燥的造口袋 1 个，检查造口袋是否在有效期内，有无破损。温水、脸盆、毛巾、卫生纸、便盆、清洁手套等。

三、照护实施

1. 携用品至陈先生床旁。
2. 核对陈先生姓名、住院号等信息。
3. 向陈先生说明来意、注意事项及配合要点，并征得其同意。
4. 根据现场情况，设置隐私保护，如使用屏风、拉窗帘等。
5. 协助陈先生取舒适体位，暴露造口位置并注意保暖。
6. 佩戴手套，将纸巾垫于造口处的身下。
7. 一手固定造口底盘周围皮肤，另一手由上向下移除造口袋，放于便盆上，观察排泄物的性状，查看造口周围皮肤，如无异常，可用柔软的卫生纸擦拭干净。

8. 用温水清洁造口及周围皮肤。

9. 测量造口大小。

10. 修剪造口袋底盘，剪裁的开口与造口黏膜之间保持 1 ~ 2 mm 空隙。

11. 按照造口位置自下而上粘贴造口袋，必要时可涂皮肤保护剂、防漏膏等，用手按压底盘 1 ~ 3 min。

12. 关闭造口袋下端开口。

四、开展健康指导

1. 提供积极的支持，提高陈先生的自我管理能力。

2. 选择合适的指导内容，如更换造口袋的方法及注意事项、饮食指导、预防造口及周围常见并发症、出院指导等。

3. 结合现场的沟通情况适当调整健康指导的内容和方式。

五、整理用品，做好记录

1. 整理用品：分类处理，物归原处。将更换下来的造口袋中的尿液倾倒于厕所内，用清水清洗造口袋并按医疗垃圾处理。

2. 陈先生：体位舒适、安全。

3. 照护者进行手部清洁。

4. 记录：对实施照护的时间、照护措施与建议、特殊情况等进行记录。

能力测评

项目	测评标准	得分
知识学习（30 分）	能否认真听老师讲课（2 分）	
	听课过程中是否提出问题（4 分）	
	能否回答肠造口的观察要点（4 分）	
	能否回答肠造口的饮食指导要点（6 分）	
	能否说明更换造口袋的流程（8 分）	
	能否说明造瘘口照护的基本要求（6 分）	

续表

项目	测评标准		得分
技能要求（50 分）	操作是否标准、规范（50 分）	1. 遵守相关的法律法规（2 分） 2. 维护环境的安全、清洁、便捷，规避风险，保护照护对象安全（5 分） 3. 按 WHO“5 个洗手时刻”进行手部清洁（5 分） 4. 实施有效的时间管理（2 分） 5. 以照护对象为中心（5 分） 6. 评估全面、细致（5 分） 7. 展示良好的更换造口袋技巧（10 分） 8. 与照护对象沟通时，体现团队的作用（3 分） 9. 操作中符合人体工程原理（5 分） 10. 物品的取用、存放、安置合理，不浪费（3 分） 11. 操作后进行物品整理（2 分） 12. 操作后进行规范记录（3 分）	
职业素质（20 分）	专业形象良好，自信、友善（3 分）		
	沟通顺畅、自然、有效，能够运用沟通技巧恰如其分地传递信息（6 分）		
	实施任务过程中，充分体现专业知识技能（3 分）		
	对突发状况能快速应变，具有较强的问题解决能力（3 分）		
	关注照护对象的情绪、病情变化和照护对象的需要，并给予有效的情感支持（5 分）		

实践演练

李女士，72 岁，结肠癌术后有肠造口，两天前出院返回家中休养。出院前护士已告诉她如何更换造口袋，但她没有信心完成，担心操作不当，也想了解自己饮食需要注意的事项，因此，她来到日间照护中心进行咨询。假设你是今天负责接待她的照护者，请为李某实施造瘘口照护，并提供健康指导。

任务五
睡 眠 照 护

任务目标

1. 了解正常睡眠与睡眠障碍的表现，能为照护对象营造睡眠氛围。
2. 掌握睡眠障碍照护的方法。
3. 能够为照护对象提供改善睡眠质量的建议。

任务描述

张某，女，70 岁，退休工人，患有冠心病、风湿性关节炎，入院时坐轮椅，住院一周，居住在三人间。工作人员查房时发现张某无精打采，白天坐在轮椅上打瞌睡。作为照护者，你该如何实施照护?

任务讨论

1. 如何评估张某的睡眠质量?
2. 导致张某睡眠问题的原因有哪些?
3. 照护者应如何帮助张某解决睡眠问题?

方法指导

张某入住时间较短，对新环境不适应。此外，冠心病、风湿性关节炎可能造成夜间疼痛，进而干扰睡眠。照护者在实施照护前需要进行评估，根据评估结果采取照护措施。照护者首先需要评估张某的身体综合情况，然后再针对入住时间、睡眠环境等给予睡眠建议。

相关知识

睡眠照护主要是通过全面评估照护对象及照护环境，了解照护对象的睡眠问题及原因后，提供改善睡眠的方法与指导。照护者可通过改造环境、协助用药、心理疏导等实施照护。照护者需要掌握正常睡眠与睡眠障碍的表现、营造睡眠氛围、改善睡眠质量等知识。

一、正常睡眠与睡眠障碍

1. 正常睡眠

正常成年人睡眠首先进入非快速眼动相睡眠，由浅入深，60 ~ 90 min 后转成快速眼动相睡眠，持续 10 ~ 15 min，再次转成非快速眼动相睡眠，如此周期性交替出现，一夜 4 ~ 6 次，直到清醒为止。

2. 睡眠障碍

睡眠障碍是指睡眠量不正常以及睡眠中出现异常行为的表现。睡眠障碍可由多种因素引起，常与躯体疾病有关，包括睡眠失调和异态睡眠。睡眠失调包括睡眠量不足、入睡困难、睡眠质量差等。异态睡眠是指在睡眠期间出现生理或病理上的行为异常。常见的睡眠障碍包括：

（1）入睡困难

入睡时间超过 30 min。

（2）睡眠维持障碍

夜间觉醒两次及两次以上，或者醒后难以复眠。

（3）睡眠质量下降

睡眠浅，多梦。

3. 睡眠与健康

健康睡眠能够让人们在清醒的时刻保持最佳的状况。睡眠不好会导致白天嗜睡、情绪昏沉、沮丧易怒、判断失常、反应迟钝、注意力不集中等问题。睡眠障碍严重者会出现免疫力下降、肠胃问题、心血管疾病、糖尿病、内分泌失调、忧郁症、老化加速、性功能衰退、血液循环系统功能衰退等问题。

二、良好的睡眠氛围

1. 适宜的温湿度

夏季室温保持在 22 ~ 24 ℃为宜，冬季室温保持在 18 ~ 20 ℃为宜，相对湿度保持在 50% ~ 60% 为宜。温湿度过高或过低都会影响睡眠。

2. 空气清新

入睡前应进行通风换气，清除室内异味和污浊空气，及时处理发出异味的东西，便器、痰盂用后及时清洗，保持室内空气的清新。

3. 室内安静，光线柔和

保持室内安静，减少噪声。应选用遮光性较好的深色窗帘。关闭大灯，适当开启壁灯或地灯。

4. 床铺、被服舒适

根据照护对象身体情况和习惯调整床铺高低。床铺应硬度适中，被褥应随季节调整，枕头松软适中，高度适宜。

三、改善睡眠质量的方法

1. 睡前喝牛奶，可以使人尽快进入梦乡。但是牛奶不能喝太多，一般在 250 mL 左右。老年人宜选择脱脂、无糖型牛奶。

2. 入睡前泡脚。最好选择木制泡脚盆，水位能够浸泡到小腿的位置。

3. 每天有固定的运动时间，睡前可做一些轻微体力劳动。调节好睡眠习惯，按时睡觉、起床。

4. 睡前应避免从事刺激性的工作和娱乐，也不要从事过分紧张的脑力活动。从事能松弛身心的活动，如洗热水澡、听柔和抒情的音乐等。

四、睡眠障碍的照护方法

1. 根据身体状况，适当调节睡眠时间。

2. 睡前应使用热水泡脚，促进血液循环，缩短入睡时间。

3. 叮嘱照护对象睡前勿进食，不喝含咖啡因和酒精的饮料。

4. 协助照护对象睡前排便，少饮水，避免夜尿过多影响睡眠。

5. 照护者加强巡视，定时为失能者翻身，调整舒适体位。

6. 协助照护对象按时服药。

7. 为照护对象创造良好的睡眠环境。

任务实施

一、评估与沟通

照护者通过询问、观察等方法，对张某的睡眠质量、睡眠障碍类型、影响原因（如体位、疼痛、环境、心理、药物、疾病等）、配合程度、知识水平等进行评估。通过沟通、询问的方式，了解到张某目前患有冠心病、风湿性关节炎，可初步判断她是由躯体疾病疼痛引起的睡眠量不足、睡眠质量差等睡眠障碍。

二、照护准备

1. 照护环境准备

环境宽敞、明亮、整洁，温度适宜。

2. 照护者准备

衣着整洁，洗净并按需温暖双手。

3. 用品准备

记录本、笔、宣教材料等。

4. 照护对象准备

可提前如厕。

三、照护实施

1. 安慰与体贴照护对象。根据张某的评估情况，首先给予张某安慰与体贴照护服务。

2. 张某患有风湿性关节炎等可引发疼痛的疾病，应叮嘱张某遵医嘱按时服药。

3. 根据张某的午睡时长进行合理建议。如果午睡 3 ~ 4 h，应指导张某适当缩短午睡时间，以不超过 1 h 为宜。

4. 张某的卧室灯光应选用柔和灯光。如条件允许，尽量入住单间，避免互相干扰。

5. 照护者夜间须多巡房，及时进行照护。

四、整理用品，做好记录

1. 整理用品。

2. 照护者按要求进行手部清洁。

3. 记录：对实施照护的时间、张某的睡眠习惯、照护措施与建议、特殊情况等进行记录。

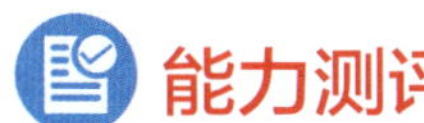

能力测评

<table>
<tr><th>项目</th><th colspan="2">测评标准</th><th>得分</th></tr>
<tr><td rowspan="6">知识学习
（30 分）</td><td colspan="2">能否认真听老师讲课（2 分）</td><td></td></tr>
<tr><td colspan="2">听课过程中是否提出问题（4 分）</td><td></td></tr>
<tr><td colspan="2">能否回答什么是睡眠障碍（4 分）</td><td></td></tr>
<tr><td colspan="2">能否回答影响睡眠的因素有哪些（4 分）</td><td></td></tr>
<tr><td colspan="2">能否回答营造睡眠氛围的方法（8 分）</td><td></td></tr>
<tr><td colspan="2">能否提出改善睡眠质量的照护措施（8 分）</td><td></td></tr>
<tr><td>技能要求
（50 分）</td><td>操作是否标准、规范
（50 分）</td><td>1. 以照护对象为中心（5 分）
2. 评估全面、细致（5 分）
3. 提出有效、操作性强的睡眠照护措施（10 分）
4. 指导内容恰当、有针对性（15 分）
5. 操作中无安全事件，如坠床、跌倒等发生（5 分）
6. 按 WHO“5 个洗手时刻”进行手部清洁（5 分）
7. 操作后进行物品整理（2 分）
8. 操作后进行规范记录（3 分）</td><td></td></tr>
<tr><td rowspan="3">职业素质
（20 分）</td><td colspan="2">关心照护对象的生理、心理变化，全程注意照护服务礼仪（6 分）</td><td></td></tr>
<tr><td colspan="2">照护是否有足够的耐心、细心、爱心（6 分）</td><td></td></tr>
<tr><td colspan="2">与照护对象及家属沟通时，是否心平气和，是否耐心详细地回答了对方提出的问题，并给予比较中肯的建议（8 分）</td><td></td></tr>
</table>

实践演练

黎某，女，55 岁，三天前右手桡骨骨折，疼痛指数为“7”。因担心药物副作用，黎某拒绝服用止痛片，每天吸烟 5 支，饮食口味偏重，喜欢开灯入睡。黎某睡眠质量较差，夜间易醒，她的家人打电话到社区卫生服务中心寻求帮助。假如你是该中心的一名照护者，请上门为黎某提供睡眠照护服务。

任务六 安全移动照护

任务目标

1. 了解安全移动照护的要求，能为照护对象安全移动提供帮助。
2. 掌握常见移动辅具的使用方法与注意事项。
3. 能够为照护对象提供翻身、拍背、安全转移等照护，并预防其跌倒、坠床、压疮等。

任务描述

李某，女，35 岁，职业为翻译。一个月前，她因脑血管意外导致左侧肢体偏瘫，一周前在家人的陪同下入住照护中心，目前卧床，意识清楚，皮肤完整。现在是下午 15：00，假设你是照护中心的一名照护者，需要你协助李某翻身、拍背，并将其转移到轮椅上。作为照护者，你该如何实施照护?

任务讨论

1. 如何评估李某的基本情况?
2. 针对李某的状况，应该如何帮助她?
3. 在实施操作中，应该注意哪些事项?

方法指导

李某目前左侧肢体偏瘫，身体移动、体位变换、转移时需要照护者的指导和协助。实施照护前，照护者需要对李某的身体综合情况、合作程度等进行全面评估，根据评估结果采取照护措施。在照护过程中，需关注李某的安全，防止其坠床、受伤，同时需注意使用节力原则，避免照护对象二次受伤。实施照护后需要进行记录。

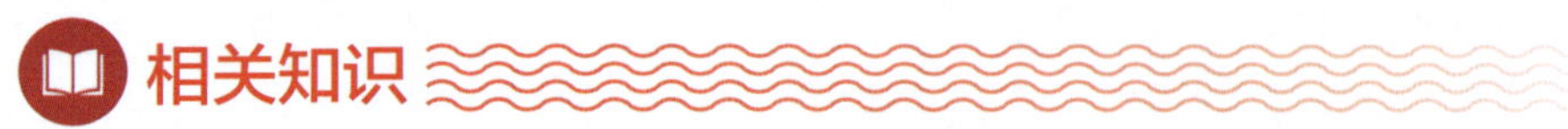

一、安全移动照护概述

照护者应懂得安全照护的重要性，具有评估影响个体及环境安全的知识和能力，在各个环节把好安全关，努力为照护对象提供安全的环境。此外，照护者还需对照护对象进行安全指导，提高其自我保护的意识和能力。

1. 影响安全的因素

（1）感觉功能

良好的感觉功能是人们了解周围环境，识别和判断自身行动安全性的必要条件。任何感觉障碍都会妨碍个体辨别周围环境中存在的或潜在的危险因素。

（2）年龄

年龄会影响个体对周围环境的感知能力，如新生儿与婴幼儿需依赖他人的保护，儿童好奇心强，喜欢探索新事物，容易发生意外事件，老年人各种器官功能逐渐衰退，也容易受到伤害。

（3）健康状况

健康状况不佳容易使人受到伤害。如疾病造成的身体虚弱、行动受限导致跌伤；焦虑或其他情绪障碍时，因注意力不集中而无法及时发现环境中的危险，也易受伤。

（4）对环境的熟悉程度

熟悉的环境能使人较好地与他人沟通，从而获得各种信息与帮助，增加安全感。反之，陌生的环境易使人焦虑、害怕、恐惧，缺乏安全感。

（5）诊疗手段

一些特殊的诊疗手段，可能会带来一些不安全的因素，如各种侵入性的诊断检查与治疗、外科手术等。

2. 常见机械性损伤的防范措施

（1）躁动不安、意识不清者及婴幼儿易发生坠床等意外，应根据照护对象情况使用床栏或其他护具加以保护。

（2）年老虚弱、偏瘫或长期卧床者初次下床时可用辅助器具或协助其行走，以保持照护对象身体的平衡。

（3）照护对象常用物品应放于容易获取处，以防取放物品时失去平衡而跌倒。

（4）为防止行走时跌倒，地面应保持整洁、干燥，减少障碍物。通道和楼梯等进出口处应避免堆放杂物。

（5）病室的走廊、浴室、厕所应设置扶手，供照护对象扶持。

（6）浴室和厕所应设置呼叫系统，以便照护对象需要时寻求援助。

（7）精神科病房应注意将剪刀等器械放置妥当，避免照护对象接触。

二、常见移动辅具

1. 拐杖

（1）使用拐杖最重要的是长度合适、安全稳妥。拐杖的长度一般为使用者身高减去 40 cm。使用时，使用者双肩放松，身体挺直站立，腋窝与拐杖顶垫间相距 2 ~ 3 cm，拐杖底端应距离足跟侧面 15 ~ 20 cm。握紧把手时，手肘应可以弯曲。拐杖底面应较宽，有较深的凹槽，且具有一定弹性。

（2）使用拐杖走路的方法

1）两点式：走路顺序为同时出右拐和左脚，然后出左拐和右脚。

2）三点式：两拐杖和患肢同时伸出，再伸出健肢。

3）四点式：先出右拐，左脚跟上，接着出左拐，右脚再跟上，始终为三点着地。

4）跳跃法：先将两侧拐杖向前，再将身体跳跃至两拐杖中间处。

2. 手杖

（1）手杖是一种手握式辅助用具，常用于不能完全负重的照护对象。手杖应由健侧手臂用力握住。

（2）手杖长度的选择需符合以下原则：肘部在负重时能稍微弯曲，手柄适于抓握，弯曲部与髋部同高，手握手柄时感觉舒适。

（3）木制手杖长短是固定的，金属手杖可依身高来调整。手杖的底端可为单脚或四脚。四脚拐杖比单脚手杖稳定。手杖的橡胶底垫应有吸力、弹性好、宽面、有凹槽，这样才能加强手杖的稳定性。

3. 轮椅

（1）照护对象上下轮椅

1）使用前，应检查轮椅性能。从床上向轮椅移动时，轮椅应放在照护对象健侧，固定轮椅。照护者协助照护对象下床、转身，坐入轮椅后，放好足踏板。

2）从轮椅向床上移动时，推轮椅至床尾，轮椅朝向床头并固定轮椅。照护者协助照护对象站起、转身，坐至床边，选择正确卧位。

3）从轮椅向坐便器移动时，轮椅斜放，使照护对象的健侧靠近坐便器，固定轮椅。协助照护对象足部离开足踏板，健侧手扶住轮椅的扶手，照护者协助其站立、转身，坐在坐便器上。

4）从坐便器上向轮椅转移时，按从轮椅向坐便器移动的顺序反向进行。

（2）轮椅的使用

1）照护对象坐不稳或轮椅下斜坡时，应使用束腰带保护照护对象。

2）下坡时，可倒转轮椅，使轮椅缓慢下行，照护对象头及背部应向后靠。

3）如有下肢水肿、溃疡或关节疼痛，可将足踏板抬起，并垫软枕。

4. 助行器

（1）助行器的作用

支撑身体，减轻下肢承重，辅助站立，辅助行走训练。

（2）使用方法

1）使用时要注意始终保持身体平衡，眼睛看向前方，推动助行器前行时，身体不要距助行器太远，迈步时腿不要太靠近助行器。

2）每次使用助行器时，需要先站立片刻，达到身体平衡，同时观察有无头晕等症状发生。

3）照护者要协助检查助行器的稳定性和安全性，如支脚底部是否可以平稳接触地面、手握部位是否防滑、定位销是否松动等。

5. 平车

（1）照护对象上下平车

1）对能在床上配合移动者可采用挪动法。儿童或体重较轻者可采用 1 人搬运法。不能自行活动或体重较重者采用 2 ~ 3 人搬运法。对病情危重或颈、胸、腰椎骨折的照护对象采用 4 人（以上）搬运法。

2）使用前，检查平车性能并进行清洁。

3）借助搬运器具进行搬运。

4）若挪动照护对象上车，将平车推至与床平行并紧靠床边，固定平车。将盖被平铺于平车上，协助照护对象移动到平车上。注意照护对象的安全和保暖。

5）若搬运照护对象上车，应先将平车推至床尾，使平车头端与床尾成钝角，固定平车。照护者和协助人员将照护对象搬运至平车上。注意照护对象的安全和保暖。

6）拉起护栏。

（2）平车的使用

1）照护对象的头部应置于平车的大轮端。

2）推车时，小轮在前，车速适宜。照护者站于照护对象头侧，上下坡时应使照护对象头部在高处一端。

3）在运送过程中，要保证输液和引流的通畅，特殊引流管可先行夹闭，防止牵拉脱出。

三、使用移动辅具的注意事项

1. 使用拐杖、手杖、助行器者应意识清楚，身体状态良好、稳定。

2. 不合适的辅助器与错误的使用姿势可导致照护对象腋下受压，造成神经损伤、腋下和手掌挫伤、跌倒，还会引起背部肌肉劳损、酸痛。

3. 使用拐杖、手杖、助行器者的手臂、肩部或背部应无伤痛，活动不受限制，以免影响手臂的支撑力。

4. 使用辅助器时，照护对象的鞋要合脚、防滑，衣服要宽松、合身。

5. 调整拐杖和手杖后，要将全部螺钉拧紧、橡胶底垫紧紧贴在拐杖与手杖底端，并应经常检查橡胶底垫的凹槽能否产生足够的吸力和摩擦力。

6. 选择较大的练习场地，地面应保持干燥，无可移动的障碍物。必要时备一把椅子，供照护对象休息。

7. 轮椅和平车要保证完好无损方可使用。轮椅、平车放置位置合理，移动前应先固定。

8. 保护照护对象安全舒适。骨折照护对象应固定好骨折部位再搬运。

9. 协助照护对象使用辅具、转移时，应遵循节力原则，速度适宜。

10. 移动过程中，应妥善安置各种管路，避免牵拉。

四、床—轮椅转移的注意事项

1. 轮椅与床的夹角应保持在 30° ~ 45° 之间。轮椅需摆放在照护对象健侧。

2. 照护者应协助照护对象用健侧上轮椅。

3. 在协助照护对象从床上站起时，照护者要保护照护对象的患侧膝关节。

4. 根据照护对象的具体情况，协助照护对象调整坐姿。

5. 转移过程中需随时观察照护对象有无不适情况，一旦出现，应立即停止操作。

五、压疮的预防

1. 容易发生压疮的高危人群

（1）神经系统疾病患者。

（2）老年人。

（3）肥胖者。

（4）身体衰弱、营养不良者。

（5）水肿者。

（6）疼痛者。

（7）石膏固定者。

（8）大小便失禁者。

（9）发热者。

（10）使用镇静药物的患者。

2. 易患压疮的部位

压疮多发生于受压及缺乏脂肪组织保护、无肌肉包裹或肌层较薄的骨隆突处。卧位不同，受压点不同，易发部位也不同。

仰卧位：易发于枕骨粗隆、肩胛部、肘部、脊椎体隆突处、骶尾部、足跟部。

侧卧位：易发于耳郭、肩峰、肘部、髋部、膝关节内外侧、内外踝处。

俯卧位：易发于面颊部、耳郭、肩部、女性乳房、男性生殖器、髂嵴、膝部、脚趾处。

坐位：易发于坐骨结节处。

3. 预防措施

（1）避免局部组织长期受压

1）定时翻身。一般每 2 h 翻身一次，必要时 30 min 翻身一次，并建立床头翻身记录卡。

2）保护骨隆突处和支持身体空隙处。照护对象处于各种卧位时，应采用软枕垫于骨隆突处，保护骨隆突处皮肤。对易发生压疮的照护对象，可使用气垫褥、水褥、羊皮褥或用软枕垫在身体的空隙处，降低骨隆突处皮肤所受的压力。羊皮垫适用于长期卧床的照护对象。

3）对使用石膏、绷带、夹板或牵引器等固定的照护对象，应随时观察，适当调节松紧。衬垫应平整、柔软，如发现石膏绷带过紧或凹凸不平，应立即通知医生及时调整。

（2）避免摩擦

照护对象平卧位时，如需抬高床头，一般不应高于 30°。如需半坐卧位时，为防止身体下滑移动，可在足底部放一木垫，并屈髋 30°，在腘窝下垫软枕。长期坐轮椅时，应适当给予约束，防止照护对象身体下滑。协助照护对象翻身、变换体位或搬运照护对象时，应将照护对象的身体抬离床面，以免摩擦损伤皮肤。使用便器时，应协助照护对象抬高臀部，不可硬塞、硬拉，必要时在便器边缘垫软纸、布垫或撒滑石粉，防止擦伤皮肤。

（3）保护皮肤

根据需要，每日用温水清洁照护对象皮肤。清洁皮肤时应避免使用肥皂或含酒精的清洁用品，擦洗动作应轻柔。清洁皮肤后，可适当使用润肤品，对皮肤易出汗的部位，可使用爽身粉。对大小便失禁者，应及时擦洗皮肤，及时更换床单及衣服。

（4）促进皮肤血液循环

对长期卧床的照护对象，应每日进行主动或被动的全范围关节运动练习。温水浴可以促进照护对象皮肤血液循环。照护对象变换体位后，应对局部受压部位进行按摩。按摩可能造成深部组织的损伤，因此不主张按摩因受压而出现充血的皮肤组织。

（5）增进全身营养

营养不良既是导致压疮发生的原因之一，也是直接影响压疮愈合的因素。因此，对易出现压疮的照护对象应给予高蛋白、高热量、高维生素的饮食，适当补充维生素 C 及锌，促进创面愈合。另外，对有水肿的照护对象应限制水和盐的摄入，脱水的照护对象应及时补充水和电解质。

（6）健康指导

为使照护对象及家属有效地参与或独立地采取预防压疮的措施，必须使其了解压疮的发生、发展、预防和照护知识，积极参与预防压疮的照护活动。

六、翻身、拍背、体位变换的注意事项

1. 遵循节力、安全原则。

2. 操作前检查床脚制动是否完好，老年人身上管路是否得到妥善安置。

3. 时刻注意照护对象的安全，翻身时避免拖、拉、推等动作，保护局部皮肤，正确使用床栏。若有躁动的照护对象，可适当用约束带约束。

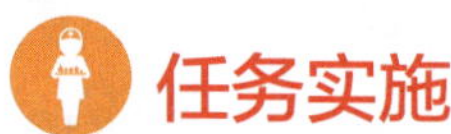

任务实施

一、评估与沟通

通过查阅照护对象的病历、照护记录及交班报告等，了解到李某为左侧偏瘫，体重为 45 kg，操作时间为下午 15：00，预计需为其进行翻身、拍背、床—轮椅转移等照护操作。现场对李某的体重、病情、意识、局部皮肤状况、活动能力、心理状况等进行评估，为实施照护操作做准备。李某为左侧偏瘫，照护过程中需指导和协助患、健侧移动。李某意识清楚，能配合操作。

二、照护准备

1. 照护环境准备

房间内无进行中的治疗或进餐，环境宽敞明亮，关门窗，防对流，温度适宜，拉隔帘或屏风。

2. 照护者准备

衣着整洁，洗净并按需温暖双手。

3. 用品准备

轮椅、手部消毒液等。

4. 照护对象准备

可提前如厕。

三、实施床—轮椅转移

1. 协助李某坐到床边。

2. 协助李某取端坐位，把轮椅放在李某健侧（右侧）附近，轮椅与床成 30° ~ 45° 夹角，拉好制动（见图 2-6-1）。

3. 协助李某用健侧的手（右手）握住离床较远一侧的轮椅扶手。

4. 协助李某把健侧的脚（右脚）放到离床较远的轮椅前轮附近，站立时容易用力的位置。

5. 照护者在保护李某患侧（左侧）的同时，协助李某前倾站起来（见图 2-6-2）。站起时，照护者保护李某的患侧（左侧）膝部。

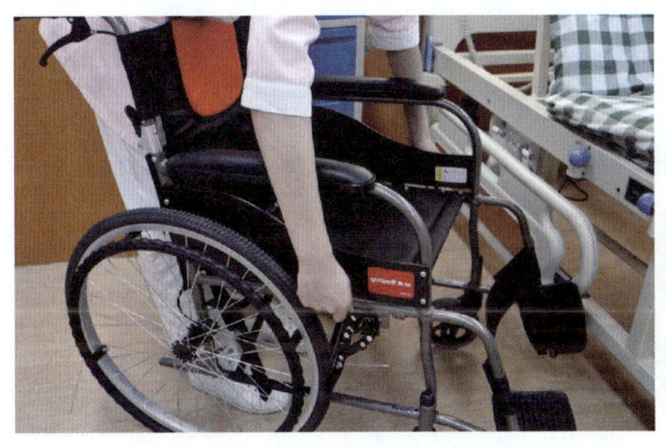

图 2-6-1　放置并固定轮椅

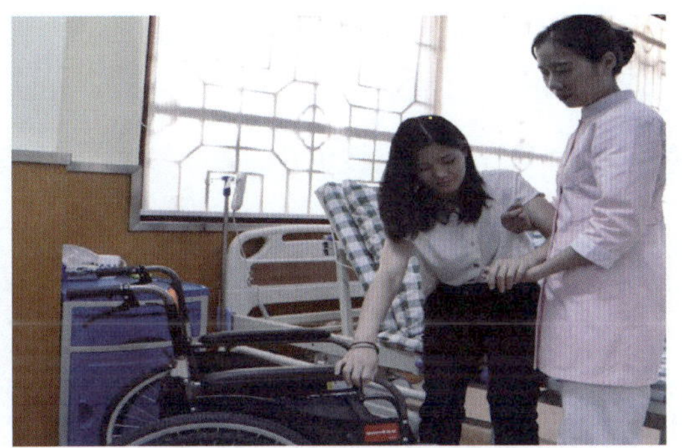

图 2-6-2　协助照护对象起身

6. 扶着李某，以健侧的脚（右脚）为轴心，让李某转身并坐到轮椅上。移动时，用脚掌抵住李某脚尖，以防滑倒（见图 2-6-3）。

7. 协助李某利用健侧的手和脚（右手和右脚）在轮椅中坐好。

8. 协助李某把脚放到脚踏板上（见图 2-6-4）。

9. 确认李某以安全、舒适的姿势坐到轮椅上。

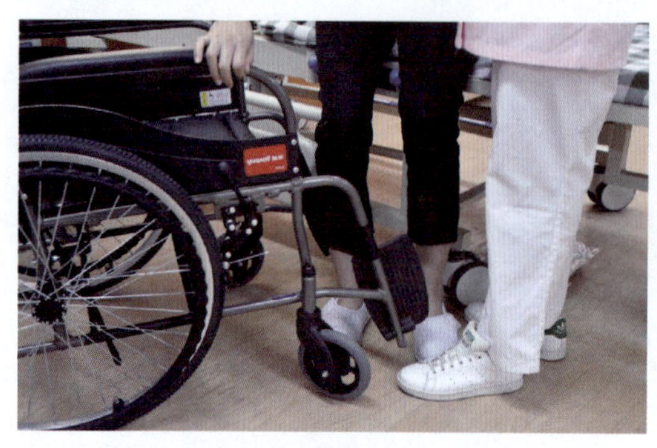

图 2-6-3 用脚掌抵住照护对象脚尖以防滑倒

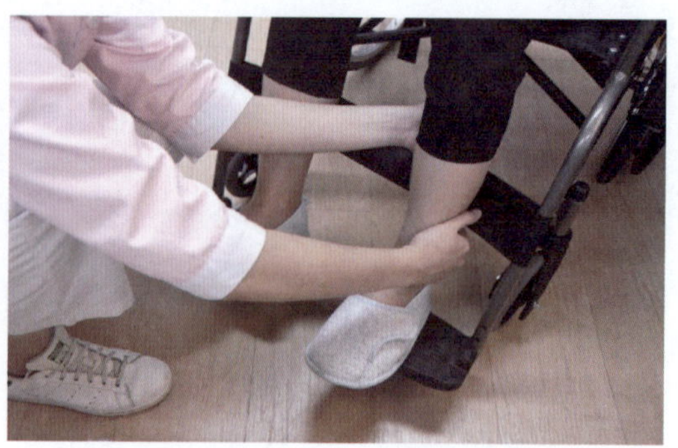

图 2-6-4 协助照护对象把脚放到脚踏板上

四、翻身和拍背

1. 携用品至李某床旁。

2. 核对李某的姓名、出生日期、识别带、床号等信息。

3. 向李某说明翻身和拍背的目的、注意事项、配合要点，并征得其同意操作，清洁双手。

4. 为李某翻身

（1）走到李某面朝向的反方向，把李某移动到床的一边。

（2）照护者走到李某面朝向方，稍稍倾斜拉出枕头，协助李某把脸朝向将要翻身的一边。

（3）协助李某双手环抱在胸前（用健侧手托住患侧手，即用右手托住左手），远侧脚搭到近侧脚上，一手扶着李某的肩胛处，另一手扶住李某的髋部，与李某同时用力翻身。

（4）翻身后，询问李某有无不适感，协助李某把上方的脚（下肢）放到前方，形成稳定、舒适的姿势。

（5）将李某后背的衣服稍微掀开，观察李某后背的皮肤情况。

5. 为李某拍背（见图 2-6-5 至图 2-6-8）

（1）照护者手掌呈空杯状，五指并拢，手背隆起，手掌中空，五指弯曲，拇指紧靠食指。

（2）从李某肺部由外向内、自下而上有节律地拍背。

（3）每部位叩击 1 ~ 3 次，每次时长 5 ~ 15 min，以李某不感到疼痛为宜。

（4）叩击时，避开李某的脊柱和肾区，以免造成损伤。

（5）在叩击时，李某若感觉到有痰液，应先让李某将痰液咳出。

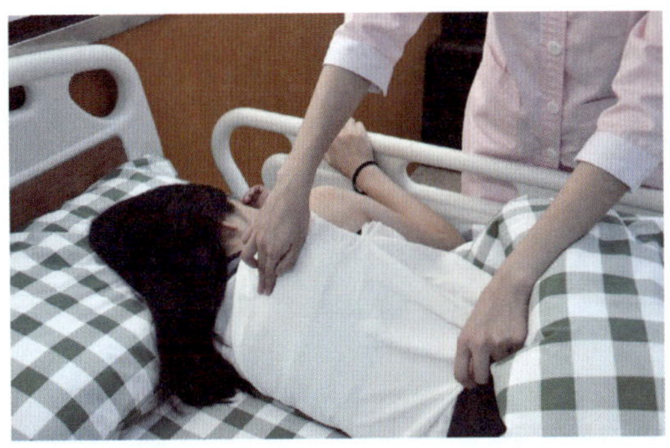
图 2-6-5 平整背部衣服

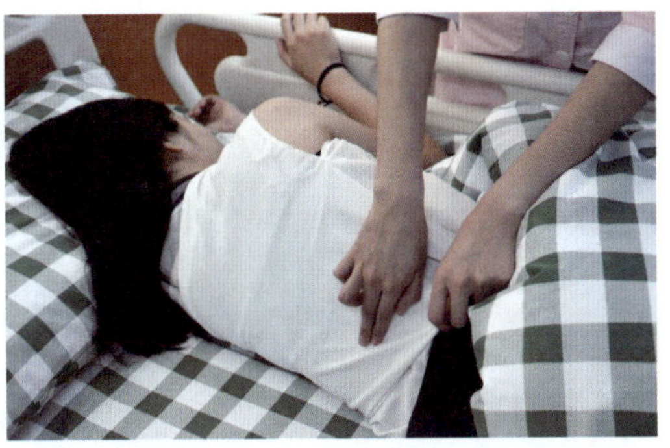
图 2-6-6 避开李某的脊柱和肾区

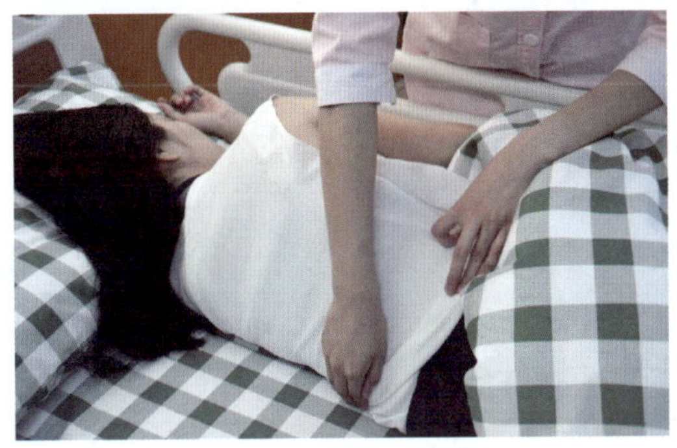
图 2-6-7 按顺序拍背（1）

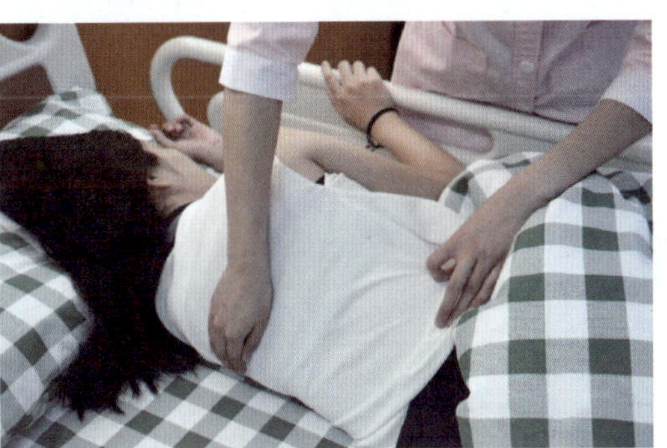
图 2-6-8 按顺序拍背（2）

五、整理用品，做好记录

1. 整理用品：分类处理，物归原处。
2. 床单位：整洁、舒适。
3. 李某：体位舒适，符合病情要求。
4. 照护者按要求进行手部清洁。
5. 记录：对实施照护的时间、照护措施与建议、特殊情况等进行记录。

能力测评

项目	测评标准	得分
知识学习（30 分）	能否认真听老师讲课（2 分）	
	听课过程中是否提出问题（4 分）	
	能否回答压疮的高危人群有哪些（4 分）	
	是否说明拐杖、助行器的使用方法（6 分）	
	能否说明预防压疮要点（6 分）	
	能否说出床—轮椅转移的流程及要点（8 分）	

续表

<table>
<tr><th>项目</th><th colspan="2">测评标准</th><th>得分</th></tr>
<tr><td>技能要求（50 分）</td><td>操作是否标准、规范（50 分）</td><td>1. 遵守相关的法律法规（2 分）
2. 维护环境的安全、清洁，规避风险，保护照护对象安全（5 分）
3. 按 WHO“5 个洗手时刻”进行手部清洁（5 分）
4. 实施有效的时间管理（2 分）
5. 以照护对象为中心（5 分）
6. 评估全面、细致（5 分）
7. 展示良好的安全转移技巧（10 分）
8. 与照护对象沟通时，体现团队的作用（3 分）
9. 操作中符合人体工程原理（5 分）
10. 物品的取用、存放、安置合理，不浪费（3 分）
11. 操作后进行物品整理（2 分）
12. 操作后进行规范记录（3 分）</td><td></td></tr>
<tr><td rowspan="5">职业素质（20 分）</td><td colspan="2">专业形象良好，自信、友善（3 分）</td><td></td></tr>
<tr><td colspan="2">沟通顺畅、自然、有效，能够运用沟通技巧恰如其分地传递信息（6 分）</td><td></td></tr>
<tr><td colspan="2">在实施任务过程中，充分体现专业知识技能（3 分）</td><td></td></tr>
<tr><td colspan="2">对突发状况能快速应变，具有较强的问题解决能力（3 分）</td><td></td></tr>
<tr><td colspan="2">关注照护对象的情绪、病情变化和照护对象的需要，并给予有效的情感支持（5 分）</td><td></td></tr>
</table>

实践演练

周某，男，17 岁，两周前发生骨折，目前左小腿、左前臂用石膏固定。今天他需要到医院复诊，但他无法自己坐到轮椅上，于是打电话到社区卫生服务中心求助。现在是 15：00，假设安排你为他进行居家服务，请对周某实施安全移动照护。

任务七
心 理 照 护

任务目标

1. 了解照护对象的常见心理问题和心理照护的目的。
2. 了解安宁疗护的心理支持与人文关怀。
3. 能够安抚照护对象情绪，为其提供心理支持，促进照护对象的身心康复。

任务描述

刘女士，32 岁，乳腺癌切除术后第五天，目前病情稳定。她是一名初中英语老师，与丈夫、女儿同住。术后，她为自己的病情感到沮丧，觉得生活没有希望，整日沉默不语，并有默默哭泣情况。假设你是刘女士的照护者，今天需要你为她进行心理照护。作为照护者，你该如何实施照护?

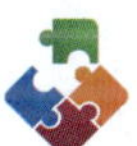

任务讨论

1. 如何评估刘女士的基本情况?
2. 针对刘女士的状况，应如何对她进行心理疏导?
3. 在实施操作中，应该注意哪些事项?

方法指导

照护者除为刘女士提供伤口照护、康复指导等日常照护工作外，心理照护同样十分重要，尤其是刘女士目前已出现情绪低落、哭泣等情况。实施照护前，需要对刘女士的身体综合情况、合作程度等进行全面评估，根据评估结果采取有效的照护措施。照护者在照护过程中需关注刘女士的情绪变化和安全，防止她伤害自己或照护者，防止坠床、受伤等。实施照护后需要进行记录。

相关知识

心理照护主要通过语言和非语言的交流方式与照护对象建立信任关系，安抚照护对象情绪，为其提供心理支持，促进照护对象的身心康复。照护者在实施照护过程中，应当了解照护对象以往的心理健康状况及引发心理问题的相关因素，最大限度地维护照护对象的尊严，预防和减轻照护对象精神心理问题，增加其心理舒适度。

一、照护对象常见的心理问题

1. 焦虑

焦虑是指一种紧张、忧虑、易激惹和焦躁的综合反应，是对可能的或不存在的危险表现出过度的恐惧。

焦虑主要表现为交感神经系统功能亢进和急性生理反应症状，如烦躁不安、神经过敏、震颤、心悸、出汗、呼吸困难、厌食恶心、腹部不适、失眠、头痛、眩晕、口干、疲乏等。

在情感方面，感到无助、易失控、易激动、没耐心、发脾气、哭泣、忐忑不安、自责或谴责他人。

在言语方面，说话语速加快而不间断，或音调提高，或吞吞吐吐，注意力不集中，简单问题也难以正确回答。

照护对象有时掩饰自己的焦虑，如突然梳洗打扮，或狼吞虎咽、大吃大喝，或长时间眺望窗外，或蒙头大睡。有些照护对象则以敌意和攻击来表达自己感受到的威胁。有些照护对象则提出不合理的特殊要求。

2. 恐惧

恐惧是指个体面对威胁产生的伴有回避倾向的害怕感，是一种已被个人证实有明确来源的惧怕感。恐惧的表现形式，在生理方面有血压升高、呼吸加快、尿频尿急、厌食、肌肉颤抖、皮肤苍白或发红、出汗、起鸡皮疙瘩等现象，在情感方面有哭泣、发抖、警惕、易激动等现象。

3. 抑郁

抑郁是指主要由现实丧失和预期丧失而引起的闷闷不乐、忧愁压抑的消极心情。

抑郁病人有的少言寡语，对外界任何事物都不感兴趣；有的饮泣不语或哭叫连天；有的自暴自弃，甚至出现轻生念头。严重的抑郁往往导致无助感和绝望情绪，多见于患有预后不良或面临生命危险疾病的照护对象。

4. 孤独感

个人生病住进病房，接触陌生人，照护对象将恢复健康的希望寄托在医护人员身上。医生每天查房，与照护对象沟通时间较短；护士工作繁忙，较少与照护对象交谈。因此，照护对象容易产生孤独感。

5. 依赖

病人突然受到家人和周围人的关心照顾，成为被人关照的中心，容易产生被动依赖心理，同时通过自我暗示，变得被动顺从、娇嗔依赖、情感脆弱，甚至带有幼稚的色彩。现代照护学主张在病程转归过程中发挥照护对象的主动性。实践证明，坚持“自理权”的照护对象往往比依赖性强的照护对象恢复更快、效果更好。因此，照护者应鼓励照护对象积极主动自理。

6. 猜疑

照护对象的猜疑大都是一种自我消极暗示，因缺乏根据而常影响对客观事物的正确判断。患病后，人容易变得异常敏感。如听到别人低声细语，就以为说自己的病情严重；对别人的好言相劝半信半疑、疑虑重重，担心误诊，担心吃错药、打错针；身体稍有异常感觉，便胡乱猜测；凭一知半解的医学知识进行自我诊断，当与医疗诊断发生矛盾时，便怀疑医疗诊断的正确性，不按医嘱治疗，甚至出现病理性妄想等。

7. 愤怒

愤怒一般是照护对象患病后的初始反应，认为自己得病不公平，想到疾病的折磨以及事业与前途受到影响便焦躁烦恼，为小事向周围的人毫无理智地发火。

二、照护对象的情绪调节

1. 焦虑情绪的调节

（1）应使用陪伴技巧及非语言行为传达对照护对象的关怀（如默默不语、触摸安抚、任其哭泣或诉说）。

（2）鼓励照护对象用语言来表达感受。

（3）提供能使照护对象转移注意力的活动。

（4）协助照护对象对即将发生的事件做出符合现实的描述。

（5）提供有关疾病诊断、治疗及预后的实际信息。

（6）指导照护对象使用放松方法减轻焦虑。

（7）帮助照护对象获得有力的社会支持，鼓励家属陪伴照护对象。

（8）适当地给予药物，以减轻焦虑。

2. 抑郁情绪的调节

（1）帮助照护对象制订能够获得快乐或树立信心的短期活动计划。

（2）鼓励照护对象放弃悲观和自责的想法。

（3）向照护对象保证照护者会随时给予支持。

（4）帮助照护对象寻求社会支持。

（5）鼓励照护对象多与人交往。

（6）对病情严重的照护对象，建议医生使用药物调节。

3. 恐惧情绪的调节

（1）对可能产生恐惧的原因进行评估，减少或消除引起恐惧的因素。

（2）去除有威胁性的刺激，避免突然的和可能引起疼痛的刺激。

（3）鼓励照护对象表达自己的感觉。

（4）对可能发生的情境进行预测，并尽可能提前通知照护对象。

（5）向照护对象说明治疗、检查的程序，包括在过程中的各种感受。

（6）建议家属陪伴照护对象。

（7）陪伴照护对象直到恐惧消失，倾听照护对象述说或保持安静。

（8）介绍一些能增加舒适感和放松心情的方法。

4. 愤怒情绪的调节

（1）与照护对象建立信任关系。

（2）鼓励照护对象适时寻求他人的帮助。

（3）协助照护对象识别愤怒的来源。

（4）鼓励照护对象采取协作的态度来解决问题。

（5）预测可能发生的攻击行为并在发生前进行干预。

（6）教会照护对象冷静下来的方法，如暂停活动、深呼吸等。

（7）支持照护对象使用控制愤怒的策略和适当表达愤怒。

（8）遵医嘱给予药物。

三、心理支持技能

心理支持技能是指照护者用语言、表情、动作等向照护对象施加积极影响的方法。

1. 宣泄与倾听

照护者启发照护对象敞开胸怀、消除顾虑，引导照护对象详细回忆有关病史，包括自身经历，家庭状况，学习、生活、工作环境，个人爱好，自我估计的致病因素等。

照护者应努力倾听照护对象表达内心的烦恼和痛苦，使照护对象产生被接受、尊重和理解的感觉，产生满足感和被信任感，从而表达和疏导被压抑的情感。

2. 关心与同情

关心与同情主要表现在态度、言语和行动方面，如友善的点头、微笑，关切的问候，表示同情的语言，如“我能理解……”“确实如此……”等，使照护对象感到亲切、温暖、被理解。

3. 安慰与激励

多数照护对象担忧自己的疾病，照护者应及时给予鼓励、安慰和开导，使用安慰性语言对照护对象进行心理支持，帮助他们振作精神，提高应付各种危机的能力。激励性语言可激发照护对象增强意志力，树立战胜疾病的信心。

4. 解释与指导

向照护对象解释疾病的原因、性质、治疗照护方案等，帮助他们消除顾虑，树立信心，积极配合治疗，使照护对象能够正确认识疾病，并以积极的态度对待疾病。

四、安宁疗护

安宁疗护是引导照护对象接受疾病状况，鼓励照护对象和家属参与，尊重照护对象的意愿做出决策，让其保持乐观顺应的态度度过生命终期，从而安详、有尊严地离世。

1. 心理社会评估

（1）收集照护对象的一般资料

一般资料包括年龄、性别、民族、文化程度、信仰、婚姻状况、职业环境、生活习惯、嗜好等。

（2）收集照护对象的主观资料

主观资料包括照护对象的认知能力、情绪状况及行为能力，社会支持系统及利用情况，对疾病的理解、态度和应对能力。

（3）收集照护对象的客观资料

通过体检评估照护对象的生理状况，观察照护对象的睡眠、饮食方面有无改变等。

（4）记录有关资料

（5）注意事项

1）与照护对象交谈时应事先确立明确的目标，以获取有效信息。

2）沟通多采用开放式提问，鼓励照护对象主动叙述，交谈后简单小结，以确认交谈的主要信息。

3）交谈时，与照护对象保持适度的目光接触，注意倾听。

4）保护照护对象的隐私权与知情权。

5）用通俗易懂的语言解释与疾病相关的专业名词。

2. 医患沟通

（1）倾听并注视对方眼睛，身体微微前倾，适当给予回应，必要时可重复照护对象的语言。

（2）适时使用共情技术，尽量理解照护对象的情绪和感受，并用语言和行为表达对照护对象情感的理解，并愿意帮助照护对象。

（3）对照护对象运用鼓励性和指导性的话语，适时使用治疗性抚触。

（4）言语沟通时，语速要缓慢清晰，用词要简单易理解，信息要清晰简短，注意交流时机。

（5）非言语沟通时，表情亲切，态度诚恳。

3. 帮助照护对象应对情绪反应

（1）鼓励照护对象充分表达感受。

（2）恰当应用沟通技巧表达对照护对象的理解和关怀，如倾听、沉默、触摸等。

（3）鼓励家属陪伴，促进家属与照护对象有效沟通。

（4）指导照护对象使用放松技术减轻焦虑，如深呼吸、放松训练、听音乐等。

（5）帮助照护对象寻找团体和社会的支持。

（6）指导照护对象确立现实可行的目标，并制订实现目标的计划。

（7）如照护对象出现愤怒情绪，照护者要查找引起愤怒的原因，进行个体化辅导。

（8）照护对象如有明显的抑郁状态，应邀请心理咨询师进行专业干预。

（9）照护对象如出现自杀倾向，应及早发现，做好防范，预防意外发生。

4. 尊重照护对象权利

（1）向入院照护对象介绍入院须知。

（2）为照护对象提供医疗照护信息，包括治疗照护计划，允许照护对象及家属参与医疗照护决策和医疗照护过程。

（3）尊重照护对象的价值观与信仰。

（4）注意保护照护对象隐私。

5. 社会支持系统

（1）指导照护对象家属参与部分心理照护。

（2）鼓励照护对象的亲朋好友多陪在照护对象身边。

（3）根据照护对象疾病的不同阶段，选择不同的社会支持方式。

（4）指导照护对象积极地寻求社会支持。

6. 死亡教育

（1）尊重照护对象的知情权，引导照护对象面对和接受疾病状况。

（2）帮助照护对象获得有关死亡、濒死的相关知识，引导照护对象正确认识死亡。

（3）评估照护对象对死亡的顾虑和担忧，给予解答和辅导。

（4）引导照护对象回顾人生，肯定生命的意义。

（5）鼓励照护对象确立现实可行的目标，并协助其完成心愿。

（6）鼓励家属陪伴和坦诚沟通，适时表达关爱。

（7）允许家属陪伴，与亲人告别。

（8）建立相互信任的治疗性关系是进行死亡教育的前提。

（9）坦诚沟通关于死亡的话题，不敷衍，不回避。

（10）照护对象对死亡的态度受到多种因素影响，应予以尊重。

任务实施

一、评估与沟通

通过查阅照护对象的病历、照护记录及交班报告等，了解到刘女士为乳腺癌切除术后第五天，目前主要因病情、担心日后生活等出现沉默不语、默默哭泣的情况。照护者预计需对其进行情绪疏导、心理慰藉，现场对刘女士的病情、意识、活动能力、心理状况等进行评估，为实施照护做准备。刘女士目前病情稳定，照护者能单人实施操作。刘女士意识清楚，经说明后，能配合操作。

二、照护准备

1. 照护环境准备

房间内无进行中的治疗或进餐，宽敞明亮，关门窗，防对流，温度适宜，拉隔帘或屏风。

2. 照护者准备

衣着整洁，洗净并按需温暖双手。

3. 照护对象准备

按需可提前如厕。

三、照护实施

1. 征得刘女士同意后进入病房。

2. 核对刘女士的姓名、出生日期、识别带、床号等信息。

3. 向刘女士说明来意，征得其同意后进行心理疏导。

4. 应用陪伴技巧及非语言行为传达对刘女士的关怀，如触摸安抚、任其哭泣或诉说等。

5. 从刘女士的家人引入话题，鼓励刘女士用语言来表达感受、感觉、需求。

6. 协助刘女士对即将发生的事件做出符合现实的描述，提供乳腺癌术后预后、康复的信息。

7. 指导刘女士使用放松方法减轻焦虑。

四、整理用品，做好记录

1. 整理用品：分类处理，物归原处。
2. 床单位：整洁、舒适。
3. 刘女士：体位舒适，符合病情要求。
4. 照护者进行手部清洁。
5. 记录：对实施照护的时间、照护措施与建议、特殊情况等进行记录。

能力测评

<table>
<tr><th>项目</th><th colspan="2">测评标准</th><th>得分</th></tr>
<tr><td rowspan="6">知识学习
（30 分）</td><td colspan="2">能否认真听老师讲课（2 分）</td><td></td></tr>
<tr><td colspan="2">听课过程中是否提出问题（4 分）</td><td></td></tr>
<tr><td colspan="2">能否说明照护对象的常见心理问题（6 分）</td><td></td></tr>
<tr><td colspan="2">能否用自己的话描述照护对象的情绪调节要点（6 分）</td><td></td></tr>
<tr><td colspan="2">能否说明心理支持技能要点（4 分）</td><td></td></tr>
<tr><td colspan="2">能否说明安宁疗护的心理支持与人文关怀要点（8 分）</td><td></td></tr>
<tr><td>技能要求
（50 分）</td><td>操作是否标准、规范
（50 分）</td><td>1. 遵守相关的法律法规（2 分）
2. 维护环境的安全、清洁，规避风险，保护照护对象安全（5 分）
3. 按 WHO“5 个洗手时刻”进行手部清洁（5 分）
4. 实施有效的时间管理（2 分）
5. 以照护对象为中心（10 分）
6. 评估全面、细致（10 分）
7. 展示良好的心理照护技巧（10 分）
8. 与照护对象沟通时，体现团队的作用（3 分）
9. 操作后进行规范记录（3 分）</td><td></td></tr>
<tr><td rowspan="5">职业素质
（20 分）</td><td colspan="2">专业形象良好，自信、友善（3 分）</td><td></td></tr>
<tr><td colspan="2">沟通顺畅、自然、有效，能够运用沟通技巧恰如其分地传递信息（6 分）</td><td></td></tr>
<tr><td colspan="2">在实施任务过程中，充分体现专业知识技能（3 分）</td><td></td></tr>
<tr><td colspan="2">对突发状况能快速应变，具有较强的问题解决能力（3 分）</td><td></td></tr>
<tr><td colspan="2">关注照护对象的情绪、病情变化和照护对象的需要，并给予有效的情感支持（5 分）</td><td></td></tr>
</table>

实践演练

江女士，78 岁，患脑血管疾病后长期卧床，已入住照护中心 2 年。近日，江女士又患有肺炎，有咳嗽的情况，但是她自觉无力咳出痰液。昨天她的左侧脚踝有一处小面积的新发压疮，医生已经为她进行了处理。她因为自己的身体情况感到沮丧，觉得生活没有希望。她十分想念自己的家人，整日无精打采，并开始不配合治疗，用身边的器具砸照护人员。请你作为照护者，对江某进行心理照护。

任务八 安全用药

任务目标

1. 了解给药原则与注意事项。
2. 掌握雾化吸入操作的注意事项。
3. 能够为照护对象提供雾化吸入给药照护。

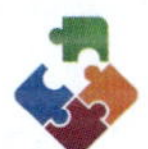

任务描述

金女士，25 岁，两个月前被诊断为轻度哮喘。今天早上，金女士的呼吸越来越急促，需要使用布地奈德吸入气雾剂和沙丁胺醇吸入气雾剂缓解症状，但是她不知道如何使用。现在她来到日间照护中心寻求帮助。假设你负责接待金女士，你该如何实施照护?

任务讨论

1. 如何评估金女士的基本情况?
2. 针对金女士的状况，应如何帮助她进行安全用药?
3. 在实施操作中，应该注意哪些事项?

方法指导

金女士确诊为哮喘的时间不长，可能对相关诊疗、照护方法等较为陌生，因此需重点关注金女士药物使用的情况，可通过讲解、演示等方式进行指导。照护者在实施照护前，需要对金女士的身体综合情况、合作程度等进行全面评估，根据评估结果采取照护措施。照护过程中需关注金女士的呼吸情况，如脸色、呼吸频率、呼吸节律等。实施照护后需要进行记录。

相关知识

照护者不仅是给药的直接执行者，还是照护对象合理用药的指导者和药物作用的观察者。照护者需掌握各类药物的相关知识，在临床用药中必须严格执行查对制度，准确、安全给药，并认真地做好各类药物的管理工作。同时，照护者要注意照护对象的个体差异，观察和了解照护对象用药后的反应，确保照护对象用药安全。

一、给药原则

1. 按医嘱要求准确给药

照护者应根据医嘱给药，如果对医嘱有疑问，应及时向医生提出，切不可盲目执行，也不可擅自更改医嘱。

2. 严格执行查对制度

照护者要做到给药的“五个准确”，即将准确的药物，按准确的剂量，用准确的途径，在准确的时间内，给予准确的照护对象。

在具体的操作过程中，应做好“三查七对”。

“三查”是指操作前、操作中、操作后进行检查。

“七对”包括对床号、对姓名、对药名、对浓度、对剂量、对用法、对时间。

此外，还应检查药物的质量，对疑似变质或已超过有效期的药物应停止使用。

3. 安全准确用药

准确掌握给药时间，药物备好后及时分发使用，避免久置后药物污染或药效降低。给药前应向照护对象说明用药方法，以取得配合并给予相应的用药指导，提高照护对象的合理用药能力。

4. 观察用药反应

给药后，照护者要注意观察药物疗效和不良反应，并做好记录。照护者要监测照护对象的病情变化，动态评价药物疗效。在药物治疗过程中，应密切观察药物的不良反应，及时建议医生调整用药方案，保证照护对象的安全用药。

二、雾化吸入法及主要作用

雾化吸入法是用雾化装置将药液分散成细小的雾滴以气雾状喷出，使其悬浮在气体中，经鼻或口由呼吸道吸入的方法。雾化吸入法具有疗效较快、药物用量较小、不良反应较轻的优点，在临床中应用广泛。常用的雾化吸入法有超声波雾化吸入法、氧气雾化吸入法、压缩雾化吸入法和手压式雾化器雾化吸入法四种。雾化吸入法的主要作用如下：

（1）湿化气道

常用于呼吸道湿化不足、痰液黏稠、气道不畅者，也可作为气管切开术后常规治疗手段。

（2）控制呼吸道感染

消除炎症，减轻呼吸道黏膜水肿，稀释痰液，帮助祛痰，常用于咽喉炎、支气管扩张、肺炎、肺脓肿、肺结核等患者。

（3）改善通气功能

解除支气管痉挛，保持呼吸道通畅，常用于支气管哮喘等患者。

（4）预防呼吸道感染

常用于胸部手术前后的患者。

三、使用雾化吸入法的注意事项

1. 超声波雾化吸入法

（1）照护者应熟悉雾化器性能，水槽内应保持足够的水量，不可在缺水状态下长时间开机，水温不宜超过 60 ℃。

（2）注意保护雾化罐底部的透声膜及水槽底部晶体换能器，因透声膜及晶体换能器质脆易破碎，在操作及清洗过程中动作要轻。

（3）注意观察照护对象痰液排出是否困难。若因黏稠的分泌物经湿化后膨胀致痰液不易咳出时，应拍背协助痰液排出，必要时遵医嘱吸痰。

2. 氧气雾化吸入法

（1）注意用氧安全，室内应避免火源。氧气湿化瓶内勿盛水，以免液体进入雾化器内稀释药液。

（2）注意观察照护对象痰液的排出情况，如痰液仍未咳出，可通过拍背、吸痰等方法协助排痰。

（3）使用雾化器时，应取下湿化瓶。

3. 压缩雾化吸入法

（1）使用前，应检查电源电压是否与压缩机吻合。

（2）将压缩机放置在平稳处，勿放于地毯或毛织物上。

（3）治疗过程中，密切观察照护对象的体征变化，如出现不适，可适当休息。如有痰液，嘱咐照护对象咳出，不可咽下。

（4）定期检查压缩机的空气过滤器滤芯。要定期清洗喷雾器，如发现喷嘴堵塞，应反复清洗或更换。

4. 手压式雾化器雾化吸入法

（1）使用后应置阴凉处保存，外壳定期清洁。

（2）使用前检查雾化器各部件是否完好，有无松动、脱落等情况。

（3）药液随着深吸气的动作经口腔吸入后尽可能延长屏气时间，然后呼气。

（4）遵医嘱用药，每次 1 ~ 2 喷，两次使用间隔时间不少于 3 h。

任务实施

一、评估与沟通

通过查阅照护对象的病历、照护记录及预约单等，了解到金女士两个月前确诊为轻度哮喘，预约的主要需求为学习使用吸入气雾剂，预计需为其进行用药安全指导等。照护者现场对金女士的病情、意识、活动能力、心理状况等进行评估，为实施照护操作做准备。金女士病情稳定，照护者能单人实施照护。金女士意识清楚，经说明后，能配合操作。照护过程中需关注金女士的呼吸情况，如脸色、呼吸频率、呼吸节律等。

二、照护准备

1. 照护环境准备

无进行中的治疗或进餐，环境宽敞明亮，关门窗，防对流，温度适宜。

2. 照护者准备

衣着整洁，洗净并按需温暖双手。

3. 用品准备

吸入气雾剂、手部消毒液等。

4. 照护对象准备

按需可提前如厕。

三、照护实施

1. 携用品至金女士身旁。

2. 核对金女士的姓名、出生日期等信息。

3. 向金女士说明来意、注意事项及配合要点，并征得其同意。

4. 指导、演示药物的使用：

（1）检查气雾剂是否完好，是否在有效期内，余量是否充足。

（2）取下保护盖，充分摇匀。

（3）金女士取舒适体位，端坐、站立位为佳。

（4）将接口端放入金女士双唇间，其吸气开始时按压给药处，并嘱其深吸气、屏气、呼气。

（5）请金女士尽可能延长屏气时间，最好能坚持 10 s 左右，然后呼气。

（6）使用后清洁口腔，可使用清水漱口。

5. 指导金女士评价疗效。对疗效不满意时，不可随意增加或减少用量或缩短用药间隔时间，以免产生不良反应。

6. 帮助金女士分析并解释哮喘的诱因，指导金女士选择适宜的运动，预防呼吸道感染。

四、整理用品，做好记录

1. 整理用品：分类处理，物归原处。

2. 照护者进行手部清洁。

3. 记录：对实施照护的时间、照护措施与建议、特殊情况等进行记录。

能力测评

<table>
<tr><th>项目</th><th colspan="2">测评标准</th><th>得分</th></tr>
<tr><td rowspan="6">知识学习
（30 分）</td><td colspan="2">能否认真听老师讲课（2 分）</td><td></td></tr>
<tr><td colspan="2">听课过程中是否提出问题（4 分）</td><td></td></tr>
<tr><td colspan="2">能否回答安全用药原则及注意事项（8 分）</td><td></td></tr>
<tr><td colspan="2">能否回答超声波雾化吸入法的注意事项（6 分）</td><td></td></tr>
<tr><td colspan="2">能否回答“三查七对”的内容（4 分）</td><td></td></tr>
<tr><td colspan="2">能否说出使用压缩雾化吸入法的注意事项（6 分）</td><td></td></tr>
<tr><td>技能要求
（50 分）</td><td>操作是否
标准、规范
（50 分）</td><td>1. 遵守相关的法律法规（2 分）
2. 维护环境的安全、清洁，规避风险，保护照护对象安全（5 分）
3. 按 WHO“5 个洗手时刻”进行手部清洁（5 分）
4. 实施有效的时间管理（2 分）
5. 以照护对象为中心（5 分）
6. 评估全面、细致（10 分）
7. 展示良好的安全用药照护技巧（10 分）
8. 与照护对象沟通时，体现团队的作用（3 分）
9. 物品的取用、存放、安置合理，不浪费（3 分）
10. 操作后进行物品整理（2 分）
11. 操作后进行规范记录（3 分）</td><td></td></tr>
<tr><td rowspan="5">职业素质
（20 分）</td><td colspan="2">专业形象良好，自信、友善（3 分）</td><td></td></tr>
<tr><td colspan="2">沟通顺畅、自然、有效，能够运用沟通技巧恰如其分地传递信息（6 分）</td><td></td></tr>
<tr><td colspan="2">实施任务过程中，充分体现专业知识技能（3 分）</td><td></td></tr>
<tr><td colspan="2">对突发状况能快速应变，具有较强的问题解决能力（3 分）</td><td></td></tr>
<tr><td colspan="2">关注照护对象的情绪、病情变化和照护对象的需要，并给予有效的情感支持（5 分）</td><td></td></tr>
</table>

实践演练

冯女士，45 岁，两年前被诊断为哮喘，日常口服药物进行控制。本周复诊时，医生发现她的病情加重，需使用布地奈德吸入气雾剂。冯女士对药物的具体使用不太清楚，于是打电话向社区卫生服务中心求助。假设你作为照护者将要到冯女士的家中进行照护，应如何完成照护工作？

模块三

协助医疗照护技能

协助医疗照护技能是指照护者具备协助医生、护士完成简单的医疗照护服务的能力。例如，根据医生、护士要求，对照护对象进行酒精擦浴和冰袋降温照护、糖尿病足照护、鼻饲置管照护、吸氧与吸痰照护、伤口换药照护、膀胱冲洗照护、肛管排气照护、康复功能训练等操作。照护者为了更好地配合医疗照护工作，需要掌握相关操作要求与注意事项，了解照护对象可能出现的突发情况，以便迅速应对。

任务一
酒精擦浴和冰袋降温照护

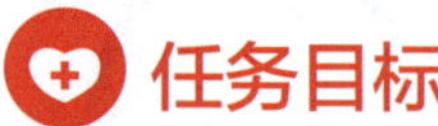

任务目标

1. 了解酒精擦浴的要求与注意事项。
2. 熟悉酒精擦浴的顺序。
3. 能够协助医护人员进行酒精擦浴照护。

任务描述

冯先生，52 岁，两天前因肺部感染入院治疗，否认有过敏史，皮肤完整，体格检查无异常。今天他的体温为 39.8 ℃，主管医生开具了“酒精擦浴和冰袋降温”的医嘱。假设你是冯先生的照护者，应如何实施照护？

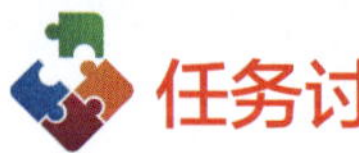

任务讨论

1. 如何评估冯先生的基本情况？需要重点评估哪些方面？
2. 针对冯先生的状况，照护者应如何进行酒精擦浴和冰袋降温？
3. 在实施操作中，应该注意哪些事项？

方法指导

冯先生为感染后引起的高热，通过酒精擦浴和冰袋降温可降低体温。实施照护前，照护者需要对冯先生的身体综合情况、过敏史、合作程度等进行全面评估，根据评估结果采取有效的照护措施。冯先生目前为高热状态，照护过程中需关注冯先生的安全，酒精擦浴、冰袋降温 30 min 后测体温。实施照护后需要进行记录。

相关知识

一、酒精擦浴的要求与注意事项

1. 酒精擦浴过程中需密切观察病人的反应，若出现寒战、面色苍白、脉搏或呼吸异常，应立即停止。

2. 酒精擦浴 30 min 后，应复测体温。

3. 不可擦拭胸前区、腹部、后颈、足心。

4. 对发热的新生儿、血液病照护对象以及酒精过敏者禁用酒精擦浴。皮肤有破损、糜烂者不宜用酒精擦浴。

二、酒精擦浴的顺序

1. 双上肢

照护对象脱上衣，仰卧，擦拭顺序为：

（1）颈外侧→上臂外侧→手背。

（2）侧胸→腋窝→上臂内侧→手心。

2. 腰背部

照护对象侧卧，背向操作者，按肩→背→臀顺序擦拭。操作完成后，协助照护对象穿好上衣。

3. 双下肢

照护对象仰卧，脱裤，擦拭顺序为：

（1）髂骨→大腿外侧→足背。

（2）腹股沟→大腿内侧→内踝。

（3）臀下→大腿后侧→腘窝→足跟。

三、冰袋使用的注意事项

1. 头部使用冰袋时，要随时注意头皮情况，定时按摩头皮，促进血液循环。

2. 置于颈部外侧的冰块不宜过重，以免影响呼吸和颈静脉血回流。

3. 观察用冷部位皮肤颜色，防止冻伤。注意观察照护对象的反应，出现异常应立即停止操作。

4. 若照护对象出现皮肤苍白、青紫、灰白，身体颤抖、疼痛或有麻木感，须立即停止操作。

5. 枕后、耳郭、阴囊、心前区、腹部、足底不可放置冰袋。

6. 随时检查冰袋有无漏水，是否夹紧。冰块融化后应及时更换，保持布袋干燥。

7. 冰袋使用 30 min 后需测体温。当体温降至 39 ℃以下，应取下冰袋，并做好记录。

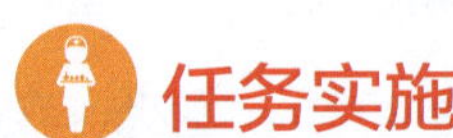

任务实施

一、评估与沟通

通过查阅照护对象的病历、照护记录，了解到冯先生为肺炎引起的高热。在现场对冯先生的体重、病情、意识、局部皮肤状况、过敏史、活动能力、心理状况等进行评估，为实施照护操作做准备。冯先生为高热状态，照护过程中需防止其跌倒、坠床。冯先生病情稳定，照护者能单人实施操作。操作过程会暴露照护对象的身体，需做好隐私保护，如拉窗帘、使用屏风、关闭门窗等。

二、照护准备

1. 照护环境准备

室温适宜，关好门窗，拉上窗帘或使用屏风遮挡。

2. 照护者准备

衣着整洁，洗净双手。

3. 用品准备

治疗盘、浴巾、小毛巾、热水袋、冰袋、治疗碗内盛 25% ~ 35% 酒精(30 ℃) 200 ~ 300 mL，必要时备清洁衣裤、清洁被服、便盆或尿壶。

4. 照护对象准备

按需可提前如厕，根据病情取舒适体位。

三、照护实施

1. 携用品至冯先生床旁。

2. 向冯先生说明酒精擦浴的目的、注意事项及配合要点，并征得其同意。

3. 置冰袋、热水袋

（1）协助冯先生脱去上衣。

（2）用毛巾 / 治疗巾包裹冰袋后，置于冯先生头部（见图 3–1–1），进行降温。

（3）将热水袋置于冯先生足底部（见图 3–1–2），促进足底血管扩张，减轻头部充血。

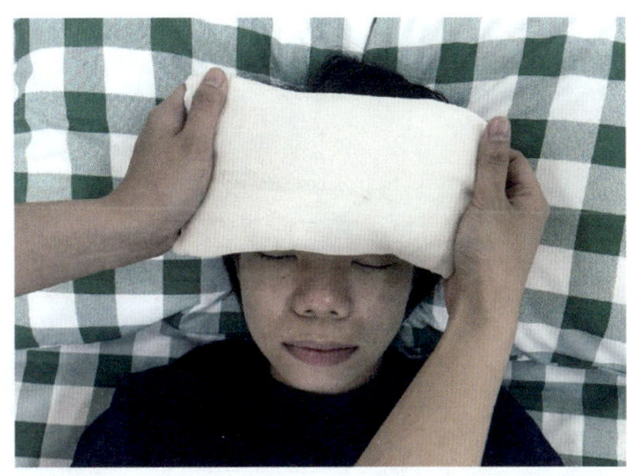

图 3–1–1　用毛巾 / 治疗巾包裹冰袋后置于照护对象头部

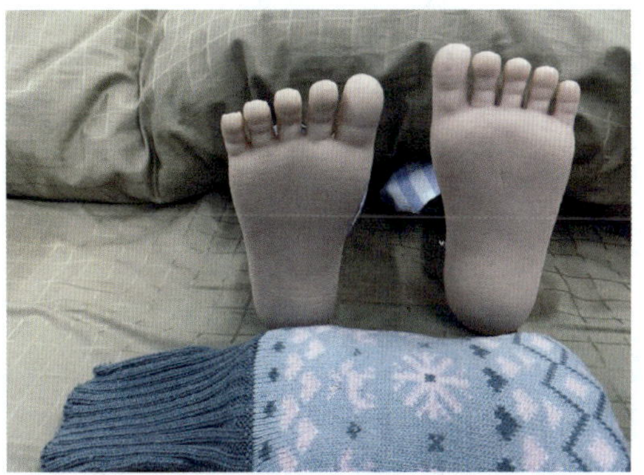

图 3–1–2　将热水袋置于照护对象足底部

4. 擦拭

（1）将大毛巾垫于擦拭部位下方。将两块小毛巾浸入酒精中，拧至半干后缠于手上，以离心方向擦拭。两块小毛巾交替使用，擦拭完毕后用浴巾擦干身体。

（2）擦拭顺序

1）双上肢（见图 3–1–3）：冯先生仰卧，脱上衣，按照颈外侧→上臂外侧→手背，侧胸→腋窝→上臂内侧→手心的顺序擦拭。

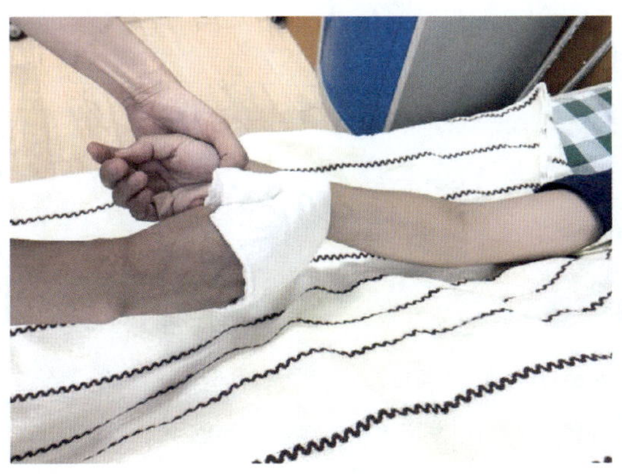

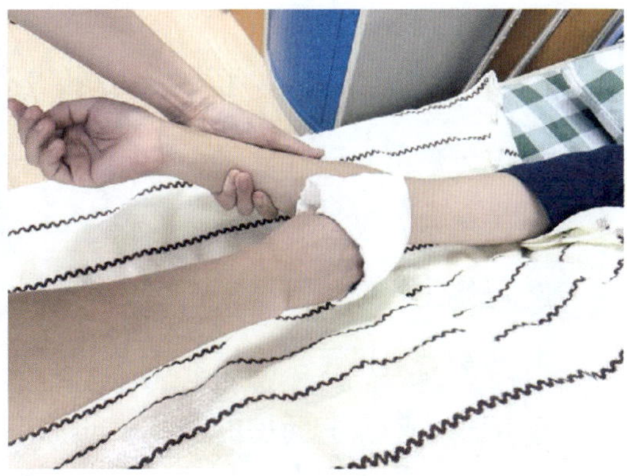

图 3–1–3　按顺序擦拭上肢

2）腰背部：协助冯先生侧卧，背向操作者，按照肩→背→臀的顺序擦拭。擦拭完毕后协助冯先生穿好上衣。

3）双下肢（见图3-1-4）：协助冯先生取仰卧位，脱裤。擦拭顺序为：髂骨→大腿外侧→足背；腹股沟→大腿内侧→内踝；臀下→大腿后侧→腘窝→足跟。擦拭完毕后协助冯先生穿好上衣。

（3）擦拭完毕，撤去足底热水袋。

（4）擦拭后30 min，为冯先生测体温。

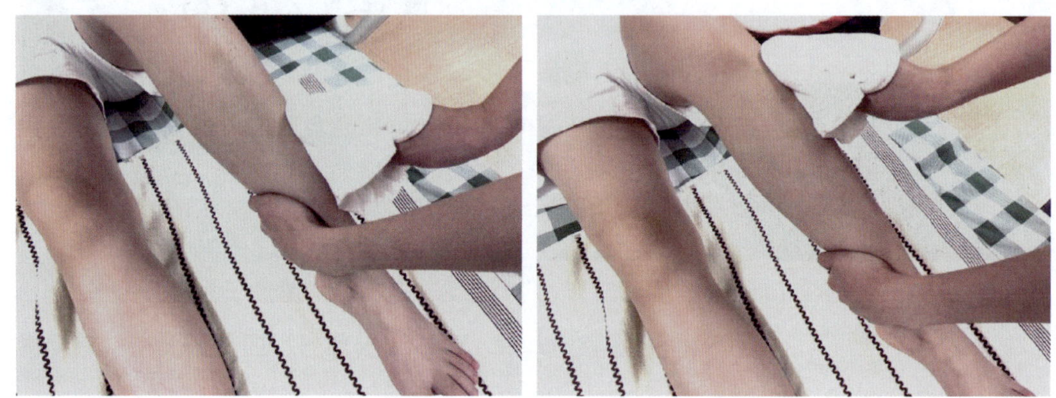

图3-1-4　按顺序擦拭下肢

5. 协助冯先生调整到舒适体位。

在实施照护过程中，要注意冯先生的安全和保暖，保护隐私，如冯先生出现寒战，面色苍白，脉搏、呼吸异常，应立即停止擦浴，报告医生并及时处理。在操作过程中，要随时观察冯先生放置冰袋、热水袋处皮肤的情况。协助冯先生翻身时，不能有拖、拉等动作。照护者应保持恰当的姿势，注意节力。

四、整理用品，做好记录

1. 整理用品：分类处理，物归原处。

2. 床单位：整洁、舒适。

3. 冯先生：体位舒适，符合病情要求。

4. 照护者进行手部清洁。

5. 记录：对实施照护的时间、照护措施与建议、特殊情况等进行记录。

能力测评

<table>
<tr><th>项目</th><th colspan="2">测评标准</th><th>得分</th></tr>
<tr><td rowspan="6">知识学习
（30 分）</td><td colspan="2">能否认真听老师讲课（2 分）</td><td></td></tr>
<tr><td colspan="2">听课过程中是否提出问题（4 分）</td><td></td></tr>
<tr><td colspan="2">能否回答评估照护对象的要点（6 分）</td><td></td></tr>
<tr><td colspan="2">能否回答酒精擦浴和冰袋降温的禁忌（6 分）</td><td></td></tr>
<tr><td colspan="2">能否回答酒精擦浴使用的酒精浓度、温度（4 分）</td><td></td></tr>
<tr><td colspan="2">能否说出酒精擦浴及冰袋降温操作的流程及要点（8 分）</td><td></td></tr>
<tr><td>技能要求
（50 分）</td><td>操作是否标准、规范
（50 分）</td><td>1. 遵守相关的法律法规（2 分）
2. 维护环境的安全、清洁，规避风险，保护照护对象安全（5 分）
3. 按 WHO“5 个洗手时刻”进行手部清洁（5 分）
4. 实施有效的时间管理（2 分）
5. 以照护对象为中心（5 分）
6. 评估全面、细致（5 分）
7. 展示良好的酒精擦浴和冰袋降温技巧（10 分）
8. 与照护对象沟通时，体现团队的作用（3 分）
9. 操作中符合人体工程原理（5 分）
10. 物品的取用、存放、安置合理，不浪费（3 分）
11. 操作后进行物品整理（2 分）
12. 操作后进行规范记录（3 分）</td><td></td></tr>
<tr><td rowspan="5">职业素质
（20 分）</td><td colspan="2">专业形象良好，自信、友善（3 分）</td><td></td></tr>
<tr><td colspan="2">沟通顺畅、自然、有效，能够运用沟通技巧恰如其分地传递信息（6 分）</td><td></td></tr>
<tr><td colspan="2">实施任务过程中，充分体现专业知识技能（3 分）</td><td></td></tr>
<tr><td colspan="2">对突发状况能快速应变，具有较强的问题解决能力（3 分）</td><td></td></tr>
<tr><td colspan="2">关注照护对象的情绪、病情变化和照护对象的需要，并给予有效的情感支持（5 分）</td><td></td></tr>
</table>

实践演练

杨女士，42 岁，经诊断为颅内感染，今日体温为 39.3 ℃。假设你为杨某的照护者，根据医嘱，将为杨某进行酒精擦浴和冰袋降温，请实施操作并做好记录。

任务二
糖尿病足照护

任务目标

1. 了解糖尿病的基本知识。
2. 熟悉糖尿病足的预防、照护要点及注意事项。
3. 能够协助医护人员进行糖尿病足照护。

任务描述

李某，女，56 岁，体重指数为 28，患Ⅱ型糖尿病十余年，独居。李某皮肤完整，通过口服降糖药进行血糖控制，每天进行血糖监测，目前李某的血糖控制情况稳定。她近期想了解关于糖尿病足预防的知识，打电话到日间照护中心预约照护。现在李某按照约定来到日间照护中心。假设你是她的照护者，针对李某的情况你该如何实施照护？

任务讨论

1. 如何评估李某的基本情况？需要重点评估哪些方面？
2. 针对李某的状况，如何指导她预防糖尿病足？
3. 在实施操作中，应该注意哪些事项？

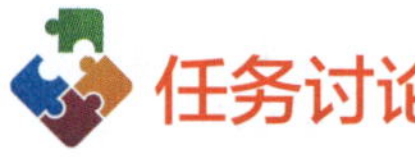

方法指导

李某为Ⅱ型糖尿病患者，血糖控制情况稳定，皮肤完整，但体重指数为 28，属于超重，有患糖尿病足的风险，因此本次照护重点是为李某讲解糖尿病足的预防及照护知识。在实施照护前，照护者需要对李某的身体综合情况、过敏史、合作程度等进行全面评估，根据评估结果采取有效的照护措施。照护过程中需关注李某的安全，防止其跌倒、受伤。实施照护后需要进行记录。

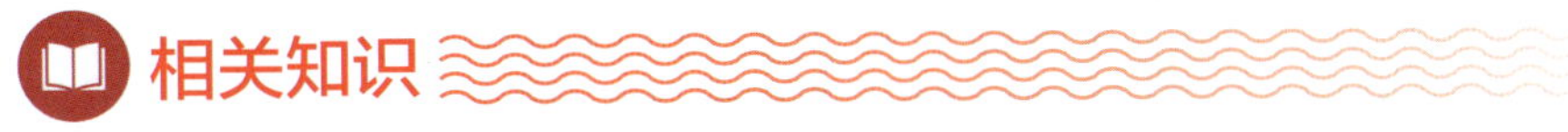

一、糖尿病及糖尿病危象

1. 糖尿病概述

糖尿病是由多种病因引起的以慢性高血糖为特征的全身代谢性疾病。糖尿病按病因可分为四类：Ⅰ型糖尿病、Ⅱ型糖尿病、其他特殊类型糖尿病和妊娠糖尿病。Ⅰ型和Ⅱ型糖尿病较常见。糖尿病患者多出现多饮、多食、多尿、消瘦的“三多一少”等症状。

2. 糖尿病足

糖尿病足是糖尿病典型的并发症之一，病重者可能导致截肢。预防和治疗足溃疡可以有效降低截肢率。

糖尿病足是糖尿病患者因下肢远端神经异常和血管病变导致的足部感染、溃疡和（或）深层组织破坏。因此，糖尿病足是相对容易识别、预防比较有效的糖尿病并发症。

对糖尿病足强调“预防重于治疗”。开展糖尿病足知识教育可以减少糖尿病足高危照护对象足溃疡的发生，降低糖尿病足溃疡的复发率，增加无溃疡事件的生存率，降低糖尿病足溃疡的截肢率，降低医疗费用和提高照护对象的生活质量。

（1）预防糖尿病足的关键

1）定期检查是否存在糖尿病足的危险因素。

2）指导患者及其家属进行足保护。

3）患者应穿着合适的鞋袜。

4）去除容易引起溃疡的因素。

（2）对糖尿病患者及家属的指导

1）每天检查患者双足，特别是足趾间。

2）定期洗脚，用干布擦干，尤其是擦干足趾间。

3）洗脚水温不能高于 37 ℃，不宜用热水袋、电热器等物品直接保暖足部。

4）避免赤足行走，不可自行修剪胼胝或用化学制剂来处理胼胝或趾甲。

5）穿鞋前先检查鞋内有否异物，不穿过紧或毛边的袜子和鞋，不穿高过膝盖的袜子，每天换袜子。

6）如果足部皮肤干燥，可以使用油膏类护肤品。

7）水平地剪趾甲，由专业人员修除胼胝或过度角质化的组织。一旦出现问题，及时找专科医生诊治。

二、糖尿病足的照护要点

1. 评估足溃疡性质

缺血性溃疡多见于足背外侧、足趾尖部或足跟部，局部感觉正常，但皮肤温度低，足背动脉、胫后动脉搏动明显减弱或消失。对于缺血性溃疡，要重点解决下肢缺血。中轻度下肢缺血的患者可以进行内科治疗。病变严重的患者可以接受介入治疗或血管外科成形手术，待足部供血改善后再进行溃疡局部处理。

神经性溃疡常见于反复受压部位，常伴有感觉缺失或异常，而局部供血良好。对于神经性溃疡，主要采取制动减压（如使用减压鞋垫、糖尿病足鞋等）。神经性溃疡患者要特别注意鞋袜是否合适。

2. 足溃疡的处理

（1）足溃疡创面的处理

彻底地清创有利于溃疡愈合。当清创到一定程度后，可选择溃疡局部负压吸引治疗，促进肉芽生长和溃疡的愈合。

（2）物理治疗

足溃疡创面高压氧治疗有助于改善创面的炎症和微循环状况，促进创面愈合。

（3）转诊或会诊

一旦出现以下情况，应该及时转诊到糖尿病足专科或请血管外科、骨科、创面外科等专科专家会诊：皮肤颜色急剧变化、局部疼痛加剧并有炎症表现、新发生溃疡、浅表溃疡恶化并累及软组织或骨组织、播散性的蜂窝组织炎、全身感染征象、骨髓炎等。

三、糖尿病足照护的注意事项

1. 指导照护对象穿宽松合适的鞋袜，在穿鞋前注意鞋内有无异物。

2. 照护对象洗脚时，应避免水温过高。

3. 照护对象洗脚后要用毛巾轻轻擦干，避免用力过大，注意检查脚趾间有无裂缝及细小的伤口。

4. 定期修剪趾甲，以免对其他脚趾造成损伤。

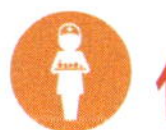

任务实施

一、评估与沟通

通过查阅照护对象的病历、照护记录，了解到李某为Ⅱ型糖尿病患者。在现场对李某的体重、病情、意识、局部皮肤状况、过敏史、活动能力、心理状况等进行评估，为实施照护操作做准备。李某体重超重，照护过程中需注意安全，防止李某跌倒、受伤。李某病情稳定，照护者能单人实施操作。实施过程中沟通较多，需提供安静、舒适的环境。

二、照护准备

1. 照护环境准备

室温适宜，关好门窗，拉上窗帘或使用屏风遮挡。

2. 照护者准备

衣着整洁，洗净双手。

3. 用品准备

指甲钳、手部消毒液等。

4. 照护对象准备

按需可提前如厕，根据病情取舒适体位。

三、照护实施

1. 携用品至李某身旁。

2. 向李某表明身份，核对李某身份后说明来意、注意事项及配合要点，并征得李某同意。

3. 协助李某取舒适体位，脱去鞋袜。检查李某双足情况，检查后协助李某穿好鞋袜。照护者清洁双手。

4. 协助李某取舒适体位，并给予康复建议。

（1）每天检查双足，特别是足趾间。

（2）定期洗脚，用干布轻轻擦干，尤其要擦干足趾间。洗脚时的水温要低于37 ℃。

（3）不宜用热水袋、电热器等物品直接保暖足部。

（4）避免赤足行走。由专业人员修除胼胝或过度角质化的组织。若出现问题，及时找专科医生诊治。

（5）穿鞋前先检查鞋内有没有异物。不穿过紧或毛边的袜子和鞋。每天换袜子。不穿高过膝盖的袜子。

（6）水平地剪趾甲。如果足部皮肤干燥，可以使用油膏类护肤品。

（7）注意监测血糖，控制体重。

四、整理用品，做好记录

1. 整理用品：分类处理，物归原处。
2. 床单位：整洁、舒适。
3. 李某：体位舒适，符合病情要求。
4. 照护者进行手部清洁。
5. 记录：对实施照护的时间、照护措施与建议、特殊情况等进行记录。

能力测评

项目	测评标准	得分
知识学习（30 分）	能否认真听老师讲课（2 分）	
	听课过程中是否提出问题（4 分）	
	能否说明评估照护对象的要点（6 分）	
	能否说明糖尿病的分类（4 分）	
	能否说明糖尿病足溃疡的处理（6 分）	
	能否说明预防糖尿病足的要点（8 分）	

续表

<table>
<tr><th>项目</th><th colspan="2">测评标准</th><th>得分</th></tr>
<tr><td rowspan="1">技能要求（50 分）</td><td>操作是否标准、规范（50 分）</td><td>1. 遵守相关的法律法规（2 分）
2. 维护环境的安全、清洁，规避风险，保护照护对象安全（5 分）
3. 按 WHO“5 个洗手时刻”进行手部清洁（5 分）
4. 实施有效的时间管理（2 分）
5. 以照护对象为中心（5 分）
6. 评估全面、细致（5 分）
7. 展示良好的糖尿病足照护技巧（10 分）
8. 与照护对象沟通时，体现团队的作用（3 分）
9. 操作中符合人体工程原理（5 分）
10. 物品的取用、存放、安置合理，不浪费（3 分）
11. 操作后进行物品整理（2 分）
12. 操作后进行规范记录（3 分）</td><td></td></tr>
<tr><td rowspan="5">职业素质（20 分）</td><td colspan="2">专业形象良好，自信、友善（3 分）</td><td></td></tr>
<tr><td colspan="2">沟通顺畅、自然、有效，能够运用沟通技巧恰如其分地传递信息（6 分）</td><td></td></tr>
<tr><td colspan="2">实施任务过程中，充分体现专业知识技能（3 分）</td><td></td></tr>
<tr><td colspan="2">对突发状况能快速应变，具有较强的问题解决能力（3 分）</td><td></td></tr>
<tr><td colspan="2">主动关注照护对象的情绪、病情变化和照护对象的需要，并给予有效的情感支持（5 分）</td><td></td></tr>
</table>

实践演练

陈某，男，52 岁，一周前诊断为Ⅱ型糖尿病，目前口服降糖药，有胼胝，糖尿病知识较少。今天，他打电话到社区卫生服务中心求助。假设你将在今天上午 11：00 上门为他服务，包括检查足部、讲授糖尿病知识、指导预防糖尿病足，请实施操作并做好记录。

任务三 鼻饲置管照护

任务目标

1. 了解鼻饲置管的适应证与照护要求。
2. 掌握鼻饲置管照护的注意事项。
3. 能够协助医护人员为照护对象进行鼻饲置管照护。

任务描述

刘某，男，62 岁，因呛咳食物进入气管引发肺部反复感染，两天前入院治疗。刘某无鼻中隔手术史，身体情况稳定，无活动障碍，意识清楚。根据医嘱，需为刘某进行鼻饲置管。假设你是刘某的照护者，将如何实施照护?

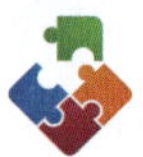

任务讨论

1. 如何评估刘某的基本情况? 需要重点评估哪些方面?
2. 针对刘某的状况，照护者如何进行鼻饲置管?
3. 在实施操作中，应该注意哪些事项?

方法指导

刘某因呛咳导致肺部感染，通过鼻饲置管可有效缓解呛咳，有助于病情的控制。照护者实施照护前，需要对刘某的身体综合情况、过敏史、合作程度等进行全面评估，根据评估结果采取有效照护措施。目前刘某病情稳定，无活动障碍，意识清楚，可配合操作。照护过程中需关注刘某的安全，防止其坠床、受伤等。实施照护后需要进行记录。

相关知识

一、鼻饲置管的目的与照护要求

1. 目的

（1）胃肠减压

对肠梗阻患者，留置胃管抽出胃内气体、液体，可以减轻腹胀、腹痛等症状，改善肠管壁血运，促进胃肠功能恢复。对胃肠穿孔患者，可以减少胃肠内容物流入腹腔。对胃肠手术者，抽出胃内气体、液体，可以增加手术安全性，减轻胃肠吻合口张力，促进伤口愈合，监测术后并发症的发生等。

（2）进食

对不能经口进食者或早产儿，从胃管灌入流质食物、水和药物，可以让患者摄入药物和足够的营养、水分。

（3）胃液分析

取胃液进行实验室分析，了解胃的分泌功能，为胃泌素瘤等疾病的诊断提供依据。此外，还可以监测抑酸药物的治疗效果。

（4）洗胃

2. 照护要求

（1）插管动作要轻柔，胃管应充分润滑，避免损伤食道黏膜。

（2）为防止食物反流，胃管置入深度应在常规插管 40 ~ 55 cm 的基础上，深插 4 ~ 8 cm。

（3）置管成功后，应妥善固定。

二、胃潴留

胃潴留（胃排空延迟）是指胃内容物积储而未及时排空，凡呕吐出 4 ~ 6 h 以前摄入的食物，或空腹 8 h 以上胃内残留物多于 200 mL 者，表示存在胃潴留。

胃潴留主要表现为呕吐，呕吐物常为宿食，一般不含胆汁，上腹饱胀和疼痛也多见，腹痛可为钝痛、绞痛或烧灼痛，呕吐后症状可以暂时缓解。急性患者可致脱水和电解质代谢紊乱。慢性患者可能出现营养不良和体重减轻。严重或长期呕吐者，可引起碱中毒，并致手足抽搐。

三、鼻饲置管照护注意事项

1. 摘掉义齿，并置于盛冷开水的杯中。

2. 插管过程中，向照护对象强调用口呼吸及做吞咽动作的重要性。

3. 教会照护对象减轻不适的方法，如深呼吸的方法。

4. 坐位可减轻照护对象吞咽反射，头向后仰可避免插管过程中胃管误入气管。

5. 插管动作要轻柔，避免损伤黏膜。

6. 照护对象可饮少量温开水，帮助胃管顺利进入食道。

7. 若照护对象恶心、呕吐，可暂停插管，并让照护对象做深呼吸。若照护对象出现呛咳、喘息、呼吸困难等情况，提示胃管可能误入气管，应立即拔出胃管，休息片刻后重插。

8. 如果插管不畅，应检查胃管是否盘曲在口腔内。

9. 胃内容物超过 150 mL 时，应通知医生减量或暂停鼻饲。

10. 每次鼻饲量不超过200 mL，间隔时间大于2 h。鼻饲液温度为38 ~ 40 ℃。鼻饲混合流食时，应当间接加温。鼻饲给药时，应研碎、溶解后再注入。对长期鼻饲的照护对象，应定期更换胃管。

11. 鼻饲后应维持原卧位 20 ~ 30 min，如胃管连接了胃肠减压装置，应先分离胃管与引流管间的连接处，再关闭胃管末端。

12. 在胃肠减压期间，注意观察引流物的颜色、性质和量，并记录 24 h 引流总量。

13. 拔胃管至咽喉处时应快速拔出，以免管内残留液滴入气管。

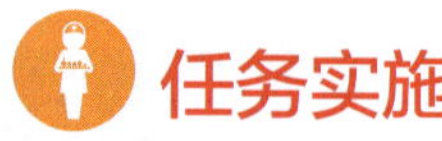

任务实施

一、评估与沟通

通过查阅照护对象的病历、照护记录，了解到刘某因呛咳，引起了肺部感染。在现场对刘某的体重、病情、意识、鼻腔状况，有无口腔疾患、吞咽困难、食道狭窄或阻塞、食道静脉曲张、过敏史，以及活动能力、心理状况等进行评估，为实施照护操作做准备。照护过程中要注意安全，防止刘某跌倒、坠床。目前刘某意识清楚，病情稳定，照护者能单人实施操作。

二、照护准备

1. 照护环境准备

室温适宜，房间清洁、无异味。

2. 照护者准备

衣着整洁，洗净双手。

3. 用品准备

（1）插管用品

无菌治疗碗、无菌胃管、镊子、弯盘、50 mL 注射器、纱布或无菌手套、温开水 1 杯、胶布、石蜡油、治疗巾、别针、听诊器、橡胶圈或小铁夹、棉签、手电筒、压舌板、开口器等。

（2）拔管用品

弯盘、石蜡油、棉签、漱口液、纸巾、治疗巾等。

4. 照护对象准备

按需可提前如厕，有义齿者取下义齿，根据病情取舒适体位。

三、照护实施

1. 携用品至刘某床旁。

2. 核对刘某的床号、姓名等信息，说明鼻饲置管的目的、方法、注意事项及配合要点，征得其同意操作。照护者清洁双手。

3. 协助刘某取半坐卧位或坐位（无法坐起者取右侧卧位，昏迷者去枕取仰卧位），颌下铺治疗巾，置弯盘。

4. 检查刘某鼻腔是否通畅，选择通畅、没有黏膜损伤和炎症的一侧鼻腔插管，用棉签清洁鼻腔。

5. 检查胃管是否通畅。

6. 测量胃管插入深度，用小胶布做标记，胃管插入深度为刘某前额发际至胸骨剑突处或由刘某鼻尖经耳垂至胸骨剑突处的距离。一般成人插入深度为 45 ~ 55 cm，婴幼儿为 14 ~ 18 cm。

7. 用石蜡油润滑胃管前端。

8. 插胃管

（1）嘱刘某头部稍向后仰，用无菌镊子夹持胃管前端，沿选定的鼻腔轻轻插入。

（2）插入胃管至咽喉部（约 15 cm）时稍停，嘱刘某做吞咽动作，顺势将胃管向前推进至预定深度。对昏迷中的照护对象，可以一手将照护对象头部托起，使其下颌靠近胸骨柄，另一手插入胃管至预定深度。

9. 确认胃管是否在胃内的方法

用注射器抽吸胃液，若能抽出胃液，说明胃管在胃内。如无胃液抽出，则胃管末端置于水中。嘱照护对象深呼吸，如无气泡逸出，说明胃管没有进入气管。放置听诊器于照护对象胃部，用注射器快速经胃管注入 10 mL 空气，若能听到气过水声，说明胃管已到胃内。

10. 确定胃管在胃内后，撕下胃管上做标记的小胶布，用胶布将胃管固定在照护对象的鼻翼和颊部。

11. 鼻饲

（1）鼻饲前，了解上一次鼻饲的时间和进食量。

（2）检查胃管是否在胃内，有无胃潴留。

（3）用 20 mL 温开水冲洗胃管。

（4）用注射器抽吸鼻饲液或药液，连接于胃管末端。

（5）分离注射器时要反折胃管末端，避免空气进入，缓慢灌注。

（6）再次抽吸并注入，直至全部鼻饲液或药液注入胃管。

（7）再次用少量温开水把胃管冲洗干净，以防胃管被鼻饲液堵塞。

12. 拔管

（1）置弯盘于照护对象颌下，夹紧胃管末端，轻轻揭去用于固定的胶布。

（2）用纱布包裹近鼻处的胃管，边拔管边用纱布擦胃管。当胃管将拔至咽喉部时，嘱照护对象深呼吸，在其呼气时或深呼吸后屏气时快速拔出。

（3）清洁照护对象面部和鼻腔，协助照护对象漱口。

13. 协助刘某调整到舒适体位。

四、整理用品，做好记录

1. 整理用品：分类处理，物归原处。

2. 床单位：整洁、舒适。

3. 刘某：体位舒适，符合病情要求。

4. 照护者进行手部清洁。

5. 记录：对实施照护的时间、照护措施与建议、特殊情况等进行记录。

能力测评

<table>
<tr><th>项目</th><th colspan="2">测评标准</th><th>得分</th></tr>
<tr><td rowspan="6">知识学习
（30 分）</td><td colspan="2">能否认真听老师讲课（2 分）</td><td></td></tr>
<tr><td colspan="2">听课过程中是否提出问题（4 分）</td><td></td></tr>
<tr><td colspan="2">能否回答评估照护对象的要点（6 分）</td><td></td></tr>
<tr><td colspan="2">能否回答胃潴留的定义及临床表现（6 分）</td><td></td></tr>
<tr><td colspan="2">能否说明鼻饲置管的目的（4 分）</td><td></td></tr>
<tr><td colspan="2">能否说出鼻饲置管的操作流程及要点（8 分）</td><td></td></tr>
<tr><td>技能要求
（50 分）</td><td>操作是否标准、规范
（50 分）</td><td>1. 遵守相关的法律法规（2 分）
2. 维护环境的安全、清洁，规避风险，保护照护对象安全（5 分）
3. 按 WHO“5 个洗手时刻”进行手部清洁（5 分）
4. 实施有效的时间管理（2 分）
5. 以照护对象为中心（5 分）
6. 评估全面、细致（5 分）
7. 展示良好的鼻饲置管技巧（10 分）
8. 与照护对象沟通时，体现团队的作用（3 分）
9. 操作中符合人体工程原理（5 分）
10. 物品的取用、存放、安置合理，不浪费（3 分）
11. 操作后进行物品整理（2 分）
12. 操作后进行规范记录（3 分）</td><td></td></tr>
<tr><td rowspan="5">职业素质
（20 分）</td><td colspan="2">专业形象良好，自信、友善（3 分）</td><td></td></tr>
<tr><td colspan="2">沟通顺畅、自然、有效，能够运用沟通技巧恰如其分地传递信息（6 分）</td><td></td></tr>
<tr><td colspan="2">实施任务过程中，充分体现专业知识技能（3 分）</td><td></td></tr>
<tr><td colspan="2">对突发状况能快速应变，具有较强的问题解决能力（3 分）</td><td></td></tr>
<tr><td colspan="2">关注照护对象的情绪、病情变化和照护对象的需要，并给予有效的情感支持（5 分）</td><td></td></tr>
</table>

实践演练

韩某，女，52 岁，不能用口进食，目前病情稳定，意识清楚。假设你作为照护者将为韩某进行鼻饲置管，请实施操作并做好记录。

任务四
吸氧与吸痰照护

任务目标

1. 了解氧气疗法与吸痰法。
2. 熟悉吸痰与吸氧操作的要点和注意事项。
3. 能够协助医护人员进行吸氧照护，并能向照护对象讲解吸痰操作。

任务描述

罗先生是一名 65 岁的慢性阻塞性肺病患者，独居，有肥胖史，喜欢吃甜食和高脂肪食物，咳嗽、咳痰症状较严重，需要进行家庭氧疗。但他不知道如何使用制氧机，同时他想了解一些关于吸痰操作的知识。今天他打电话给社区卫生中心寻求帮助。假设你将上门服务，你该如何实施照护?

任务讨论

1. 如何评估罗先生的基本情况? 需要重点评估哪些方面?
2. 针对罗先生的状况，应如何给予照护?
3. 在实施操作中，应该注意哪些事项?

方法指导

罗先生是由慢性阻塞性肺病引起的呼吸障碍，通过吸氧可帮助其改善呼吸状况。照护者在实施照护前，需要对罗先生的身体综合情况、过敏史、合作程度等进行全面评估，根据评估结果实施照护。在照护过程中，照护者需关注罗先生的呼吸状况和面色有无发绀，防止意外发生等。实施照护操作后需要进行记录。

相关知识

一、氧气疗法

氧气疗法是指通过给氧提高动脉血氧分压（PaO_2）和动脉血氧饱和度（SaO_2），增加动脉血氧含量（CaO_2），纠正各种原因造成的缺氧状态，促进机体新陈代谢，维持机体生命活动的一种治疗方法。

1. 缺氧的分类和氧气疗法的适应证

（1）低张性缺氧

由于吸入气氧分压过低，外呼吸功能障碍，静脉血分流入动脉血，引起动脉血氧分压降低，动脉血氧含量减少，组织供氧不足，常见于高山病、慢性阻塞性肺部疾病、先天性心脏病等。

（2）血液性缺氧

由于血红蛋白数量减少或性质改变，造成血氧含量降低或血红蛋白结合的氧不易释放，常见于贫血、一氧化碳中毒、高铁血红蛋白血症等。

（3）循环性缺氧

由于组织血流量减少，致使组织供氧量减少，出现全身性循环性缺氧和局部性循环性缺氧，常见于休克、心力衰竭、大动脉栓塞等。

（4）组织性缺氧

由于组织中毒、细胞损伤、呼吸酶合成障碍等原因，造成组织细胞利用氧异常，常见于氰化物中毒、大量放射线照射等。

低张性缺氧（除静脉血分流入动脉外）采用吸氧疗法的疗效最好。吸氧疗法对心功能不全、心排出量严重下降、大量失血、严重贫血及一氧化碳中毒也有一定的治疗作用。

2. 缺氧程度的判断

（1）轻度低氧血症

PaO_2 大于 6.67 kPa，SaO_2 大于 80%，无发绀，一般不需氧疗。如有呼吸困难，可给予低流量（1 ~ 2 L/min）低浓度氧气。

（2）中度低氧血症

PaO_2 介于 4 ~ 6.67 kPa 之间，SaO_2 介于 60% ~ 80% 之间，有发绀，呼

吸困难，需进行氧疗。

（3）重度低氧血症

PaO_2 低于 4 kPa，SaO_2 低于 60%，显著发绀，呼吸极度困难，应立刻氧疗。

3. 吸氧操作的要点与注意事项

（1）评估照护对象的情况，告知其操作过程。

（2）使用单 / 双鼻导管吸氧，遵医嘱调节氧流量。

（3）嘱咐家属勿随意调节氧流量，注意防火、防震、防热、防油。

（4）按时更换湿化瓶。

（5）观察氧疗效果。

二、吸痰法

吸痰法是指经口腔、鼻腔、人工气道将呼吸道的分泌物吸出，以保持呼吸道通畅的一种方法，主要用于年老体弱、危重、昏迷、麻醉未清醒等不能有效咳嗽、排痰者。吸痰操作的要点与注意事项如下：

（1）执行无菌操作。

（2）使用一次性吸痰管。

（3）调节负压（成人 40 ~ 53.3 kPa），插入适宜深度（经口插管 14 ~ 16 cm，经鼻腔插管 22 ~ 25 cm，气管套管 10 ~ 20 cm，气管导管 10 ~ 25 cm）。动作轻柔，吸痰彻底，每次吸痰时间不超过 15 s，间歇 3 ~ 5 min。

（4）吸痰时须保持呼吸通畅，出现病情变化应停止操作，并通知医务人员。

（5）用品执行消毒隔离规范。

三、无菌技术知识

1. 无菌技术的概念

无菌技术是指在医疗、照护操作过程中，防止一切微生物侵入人体和防止无菌物品、无菌区域被污染的技术。

医疗空间一般分为无菌区和非无菌区。无菌区指经灭菌处理且未被污染的区域。非无菌区指未经灭菌处理，或虽经灭菌处理但又被污染的区域。无菌物品指通过物理或化学方法灭菌后保持无菌状态的物品。

2. 无菌技术的基本原则

（1）操作环境清洁、宽敞

1）操作环境应清洁、宽敞，要定期消毒。

2）操作台清洁、干燥、平整，物品布局合理。

3）无菌操作前半小时应停止清扫工作，减少人员走动，避免尘埃飞扬。

（2）工作人员规范

无菌操作前，工作人员应戴好帽子和口罩，洗手，必要时，工作人员要穿无菌衣，戴无菌手套。

（3）物品放置有序，标志明显

1）无菌物品必须与非无菌物品分开放置，并且有明显标志。

2）无菌物品不可暴露于空气中，应存放于无菌包或无菌容器内。

3）无菌包外需标明物品名称、灭菌日期，并按失效期先后顺序摆放。

4）无菌包的有效期为：5 月 1 日至 10 月 1 日，有效期为 1 周；10 月 1 日至次年 5 月 1 日，有效期为 2 周。无菌包过期或受潮应重新灭菌。

5）一套无菌物品仅供一位患者使用一次。

6）无菌物品如疑有污染或已被污染，应予更换并重新灭菌。

（4）操作中的无菌技术

1）进行无菌操作时，操作者身体应与无菌区保持一定的距离。

2）取放无菌物品时，应面向无菌区。

3）取用无菌物品时，应使用无菌持物钳。

4）手臂应保持在腰部或治疗台面以上，不可跨越无菌区，手不可接触无菌物品。

5）非无菌物品应远离无菌区。无菌物品一经取出，即使未用也不可放回无菌容器内。

6）避免面对无菌区谈笑、咳嗽、打喷嚏。

任务实施

一、评估与沟通

通过查阅照护对象的病历、照护记录，了解到罗先生为慢性阻塞性疾病引起的呼吸障碍。在现场对罗先生的病情、意识、局部皮肤状况、过敏史、活动能力、心理状况等进行评估，为实施照护操作做准备。照护过程中需注意安全，观察罗先生的面色、呼吸情况等，防止缺氧、呼吸困难。本次任务，照护者能单人实施操作，操作过程需注意人文关怀。

二、照护准备

1. 照护环境准备

室温适宜。

2. 照护者准备

衣着整洁，洗净双手。

3. 用品准备

手部消毒液等。

4. 照护对象准备

可提前如厕，根据病情取舒适体位。

三、照护实施

1. 携用品至罗先生家。

2. 核对罗先生身份（姓名、出生日期等），向罗先生说明来意、注意事项及配合要点并征得其同意后操作。

3. 向罗先生说明使用制氧机的重要性。

4. 向罗先生说明并演示如何使用制氧机并强调用氧安全，需做到，防震、防火、防热、防油等。

5. 打开制氧机电源开关，查看湿化瓶内水是否在标准线内，连接氧气管，根据医嘱调节氧流量，平视查看流量计，确认氧气输出。协助罗先生取舒适体位，佩戴好氧气管进行吸氧。

四、整理用品，做好记录

1. 整理用品：分类处理，物归原处。

2. 环境：整洁、舒适。

3. 罗先生：体位舒适，符合病情要求。

4. 照护者进行手部清洁。

5. 对实施照护的时间、照护措施与建议、特殊情况等进行记录。

能力测评

<table>
<tr><th>项目</th><th colspan="2">测评标准</th><th>得分</th></tr>
<tr><td rowspan="7">知识学习
（30 分）</td><td colspan="2">能否认真听老师讲课（2 分）</td><td></td></tr>
<tr><td colspan="2">听课过程中是否提出问题（4 分）</td><td></td></tr>
<tr><td colspan="2">能否回答评估照护对象的要点（4 分）</td><td></td></tr>
<tr><td colspan="2">能否回答缺氧的表现（4 分）</td><td></td></tr>
<tr><td colspan="2">能否回答吸氧操作的注意事项（6 分）</td><td></td></tr>
<tr><td colspan="2">能否回答无菌操作的要求（4 分）</td><td></td></tr>
<tr><td colspan="2">能否说出吸痰操作的流程及要点（6 分）</td><td></td></tr>
<tr><td>技能要求
（50 分）</td><td>操作是否
标准、规范
（50 分）</td><td>1. 遵守相关的法律法规（2 分）
2. 维护环境的安全、清洁，规避风险，保护照护对象安全（5 分）
3. 按 WHO“5 个洗手时刻”进行手部清洁（5 分）
4. 实施有效的时间管理（2 分）
5. 以照护对象为中心（5 分）
6. 评估全面、细致（5 分）
7. 展示良好的吸氧技巧（10 分）
8. 与照护对象沟通时，体现团队的作用（3 分）
9. 操作中符合人体工程原理（5 分）
10. 物品的取用、存放、安置合理，不浪费（3 分）
11. 操作后进行物品整理（2 分）
12. 操作后进行规范记录（3 分）</td><td></td></tr>
<tr><td rowspan="5">职业素质
（20 分）</td><td colspan="2">专业形象良好，自信、友善（3 分）</td><td></td></tr>
<tr><td colspan="2">沟通顺畅、自然、有效，能够运用沟通技巧恰如其分地传递信息（6 分）</td><td></td></tr>
<tr><td colspan="2">实施任务过程中，充分体现专业知识技能（3 分）</td><td></td></tr>
<tr><td colspan="2">对突发状况能快速应变，具有较强的问题解决能力（3 分）</td><td></td></tr>
<tr><td colspan="2">关注照护对象的情绪、病情变化和照护对象的需要，并给予有效的情感支持（5 分）</td><td></td></tr>
</table>

实践演练

涂女士，42 岁，患慢性阻塞性肺病一年。为控制病程发展，根据医嘱需开展家庭氧疗，但她对独立操作制氧机没有把握，于是求助社区卫生服务中心。假设你接受了这个任务，将为涂女士进行上门服务，请实施操作并做好记录。

任务五
伤口换药照护

任务目标

1. 掌握伤口换药的注意事项。
2. 能够协助医护人员为照护对象进行伤口换药照护。

任务描述

刘某，42岁，女，三天前因高血压性小腿溃疡，左侧小腿上出现1 cm×1 cm的伤口。她致电日间照护中心，反映早上不慎碰撞，致使伤口有少量渗血，并预约了今天下午的照护。假设你将负责本次照护，你该如何实施照护？

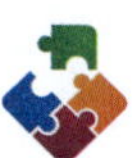

任务讨论

1. 如何评估刘某的基本情况？需要重点评估哪些方面？
2. 针对刘某的状况，照护者应如何进行伤口换药照护？
3. 在实施照护操作中，应该注意哪些事项？

方法指导

刘某患有高血压性小腿溃疡，伤口大小为1 cm×1 cm，并有渗血的情况。照护者实施照护前，需要对其身体综合情况、病史、合作程度、伤口情况等进行全面评估，根据评估结果采取照护措施。目前刘某病情稳定，无活动障碍，意识清楚，可配合操作。照护过程中需关注刘某的安全，防止其跌倒、受伤。实施照护后需要进行记录。

相关知识

实施伤口换药照护，应注意以下事项。

1. 须评估照护对象伤口情况并执行无菌操作。

2. 选择合适的敷料。先处理清洁伤口，后处理感染伤口。

3. 如果敷料潮湿，必须通知医护人员立即更换。

4. 若胶布粘着毛发，可用剪刀剪去，或使用松节油等浸润后撕去。

5. 不可垂直撕胶布。

6. 由传染性致病源造成的感染，换药后的敷料需及时焚烧，所用器械应单独、加倍时间进行消毒和灭菌处理。

任务实施

一、评估与沟通

通过查阅照护对象的病历、照护记录，了解到刘某的伤口是高血压性小腿溃疡导致的，伤口大小为 1 cm × 1 cm，有渗血的情况。在现场对刘某的病情、意识、伤口情况、过敏史、活动能力、心理状况等进行评估，为实施照护操作做准备。照护过程中需注意安全，防止刘某跌倒、坠床。刘某意识清楚，病情稳定，照护者可单人实施操作。

二、照护准备

1. 照护环境准备

室温适宜，清洁、无异味。

2. 照护者准备

衣着整洁，洗净双手。

3. 用品准备

清洁治疗盘、治疗单、手消毒液、无菌换药包（治疗碗 2 个，分别盛消毒棉球和生理盐水棉球；弯盘 2 个，分别盛污染和无菌敷料；纱布数块；镊子 3 把）、垫巾、胶布、医疗垃圾桶。必要时备棉签、敷料、绷带、皮肤消毒剂、手套等。

4. 照护对象准备

按需可提前如厕，根据病情取舒适体位。

三、照护实施

1. 携用品至刘某身旁。

2. 核对刘某的床号、姓名、出生日期。

3. 向刘某说明伤口换药的目的、方法、注意事项及配合要点，征得刘某同意后实施操作。

4. 铺垫巾于伤口处，将弯盘置于伤口旁。

5. 用手取下伤口外层绷带及敷料，观察伤口情况。

6. 佩戴手套和口罩，用无菌镊子取下内层敷料。

7. 清洁创面

（1）清洁伤口：由内向外清洁、消毒（见图 3-5-1）。

（2）感染伤口：由外向内清洁、消毒。

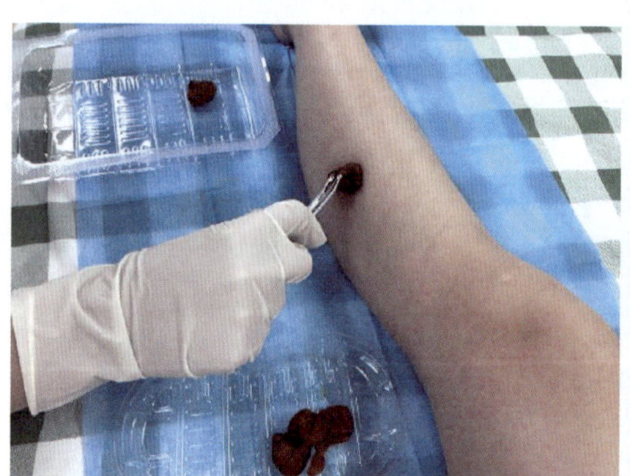
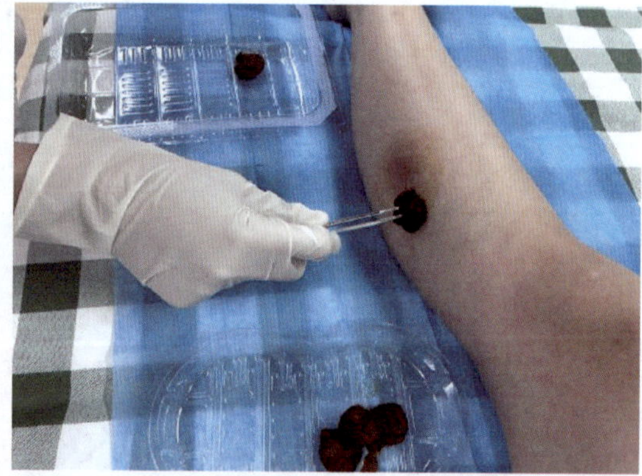

图 3-5-1　由内向外清洁伤口

8. 等待消毒液晾干。

9. 覆盖干净的干纱布，渗液多的伤口可多加几层干纱布，用绷带或胶布进行固定（见图 3-5-2），或选用自粘型敷料。

10. 协助刘某整理衣物，取舒适体位。

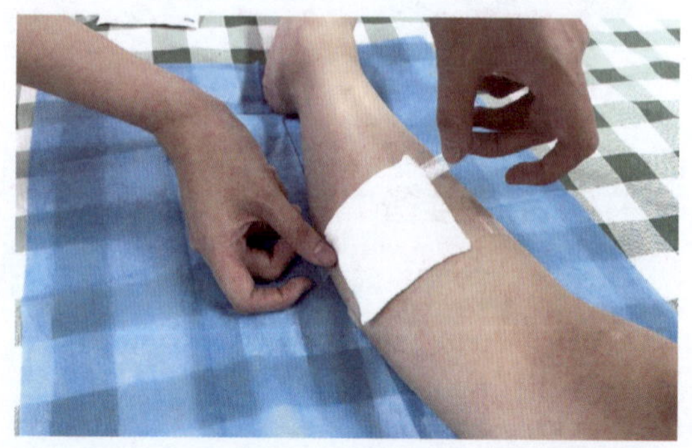

图 3-5-2　覆盖干净纱布后用胶布进行固定

11. 给予刘某伤口照护建议，包括如何保护伤口、观察伤口、紧急情况处理等。

四、整理用品，做好记录

1. 整理用品：分类处理，物归原处。
2. 刘某：体位舒适，符合病情要求。
3. 照护者进行手部清洁。
4. 记录：对实施照护的时间、照护措施与建议、特殊情况等进行记录。

能力测评

<table>
<tr><th>项目</th><th colspan="2">测评标准</th><th>得分</th></tr>
<tr><td rowspan="6">知识学习
（30 分）</td><td colspan="2">能否认真听老师讲课（2 分）</td><td></td></tr>
<tr><td colspan="2">听课过程中是否提出问题（4 分）</td><td></td></tr>
<tr><td colspan="2">能否回答评估照护对象的要点（6 分）</td><td></td></tr>
<tr><td colspan="2">能否回答清洁创面的顺序（6 分）</td><td></td></tr>
<tr><td colspan="2">能否回答伤口换药的注意事项（4 分）</td><td></td></tr>
<tr><td colspan="2">能否说出伤口换药的操作流程及要点（8 分）</td><td></td></tr>
<tr><td>技能要求
（50 分）</td><td>操作是否
标准、规范
（50 分）</td><td>1. 遵守相关的法律法规（2 分）
2. 维护环境的安全、清洁，规避风险，保护照护对象安全（5 分）
3. 按 WHO “5 个洗手时刻” 进行手部清洁（5 分）
4. 实施有效的时间管理（2 分）
5. 以照护对象为中心（5 分）
6. 评估全面、细致（5 分）
7. 展示良好的伤口换药技巧（10 分）
8. 与照护对象沟通时，体现团队的作用（3 分）
9. 操作中符合人体工程原理（5 分）
10. 物品的取用、存放、安置合理，不浪费（3 分）
11. 操作后进行物品整理（2 分）
12. 操作后进行规范记录（3 分）</td><td></td></tr>
<tr><td rowspan="5">职业素质
（20 分）</td><td colspan="2">专业形象良好，自信、友善（3 分）</td><td></td></tr>
<tr><td colspan="2">沟通顺畅、自然、有效，能够运用沟通技巧恰如其分地传递信息（6 分）</td><td></td></tr>
<tr><td colspan="2">实施任务过程中，充分体现专业知识技能（3 分）</td><td></td></tr>
<tr><td colspan="2">对突发状况能快速应变，具有较强的问题解决能力（3 分）</td><td></td></tr>
<tr><td colspan="2">关注照护对象的情绪、病情变化和照护对象的需要，并给予有效的情感支持（5 分）</td><td></td></tr>
</table>

实践演练

凌某，男，52 岁，三天前在浴室摔倒，右侧前臂有 2 cm × 1 cm 大小的伤口，当天已进行伤口处理。今天早上他发现伤口的敷料有卷边的情况，打电话到社区卫生服务中心寻求帮助。目前凌某病情稳定、意识清楚。假设你将上门为他进行伤口照护，请实施操作并做好记录。

任务六
膀胱冲洗照护

任务目标

1. 掌握膀胱冲洗照护要求和注意事项。
2. 能够协助医护人员进行膀胱冲洗照护，防止尿管脱出，预防出现照护对象剧烈疼痛等情况。

任务描述

张某，女，32 岁，两天前因膀胱炎入院治疗，有留置尿管。目前身体情况稳定，无活动障碍，意识清楚。根据医嘱，应为张某进行膀胱冲洗，张某对此感到有点害怕。假设你是张某的照护者，你该如何实施照护？

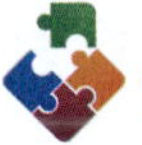

任务讨论

1. 如何评估张某的基本情况？需要重点评估哪些方面？
2. 针对张某的状况，如何进行膀胱冲洗？
3. 在操作中，应该注意哪些事项？

方法指导

照护者在实施照护前，需要对张某的身体综合情况、过敏史、合作程度等进行全面评估，根据评估结果采取照护措施。目前张某病情稳定，无活动障碍，意识清楚，可配合操作。在照护过程中，需关注张某的安全，防止坠床、受伤等。实施照护后需要进行记录。

相关知识

一、膀胱冲洗的照护要求

1. 膀胱冲洗应执行无菌操作。

2. 冲洗液温度在 35 ～ 37 ℃之间。膀胱出血时，应使用 4 ℃左右的冷冲洗液。

3. 根据流出液颜色调节冲洗速度。

4. 冲洗过程中注意观察引流是否通畅，以及引流液的颜色和性状，询问患者有无膀胱憋胀感、痉挛样痛或尿道痛。

5. 注意观察照护对象情况。

二、膀胱冲洗照护的注意事项

1. 严格执行无菌操作。

2. 避免用力回抽造成黏膜损伤。若引流的液体少于灌入的液体量，应考虑是否有血块或脓液阻塞，可增加冲洗次数或更换导尿管。

3. 冲洗时，嘱照护对象深呼吸，尽量放松，以减少疼痛。若照护对象出现腹痛、腹胀、膀胱剧烈收缩等情形，应暂停冲洗。

4. 冲洗后，如出血较多或血压下降，应立即报告医生，并准确记录冲洗液量及性状。

任务实施

一、评估与沟通

通过查阅照护对象的病历、照护记录，了解到张某患有膀胱炎。在现场对张某的体重、病情、意识、过敏史、活动能力、心理状况等进行评估，为实施照护操作做准备。在照护过程中，需注意安全，防止张某跌倒、坠床。目前张某意识清楚，病情稳定，照护者可单人实施操作。

二、照护准备

1. 照护环境准备

室温适宜，清洁、无异味。应提前做好遮挡。

2. 照护者准备

衣着整洁，洗净双手。

3. 用品准备

治疗单、标签、治疗盘、碘酊、棉签、冲洗液、一次性输液器、一次性头皮针、治疗巾、胶布、手套、止血钳、生活垃圾桶、医疗垃圾桶等。查看冲洗液的名称、剂量、有效期、质量等。

4. 照护对象准备

按需可提前如厕，根据病情取舒适体位。

三、照护实施

1. 携用品至张某床旁。

2. 核对张某的床号、姓名、出生日期，说明膀胱冲洗的目的、方法、注意事项及配合要点，征得其同意后开始操作。

3. 为张某铺上治疗巾。照护者戴手套，消毒。

4. 将头皮针插入导尿管并固定，夹引流管，打开输液管，挂膀胱冲洗标识牌。按要求调节冲洗速度，冲洗量一般为每次 300 mL。冲洗 300 mL 后关闭冲洗（输液）管，打开引流管，观察冲洗液流出的速度、色泽、浑浊度及张某的反应。

5. 触摸张某的膀胱区，询问张某有无憋胀感。使用同样的方法，将剩余的冲洗液冲洗完毕。

6. 拔出针头，询问张某有无不适。

7. 插上防护栏，协助张某取舒适体位。

四、整理用品，做好记录

1. 整理用品：分类处理，物归原处。

2. 床单位：整洁、舒适。

3. 张某：体位舒适，符合病情要求。

4. 照护者进行手部清洁。

5. 记录：对实施照护的时间、照护措施与建议、特殊情况等进行记录。

能力测评

<table>
<tr><th>项目</th><th colspan="2">测评标准</th><th>得分</th></tr>
<tr><td rowspan="6">知识学习
（30 分）</td><td colspan="2">能否认真听老师讲课（2 分）</td><td></td></tr>
<tr><td colspan="2">听课过程中是否提出问题（4 分）</td><td></td></tr>
<tr><td colspan="2">能否回答评估照护对象的要点（6 分）</td><td></td></tr>
<tr><td colspan="2">能否回答膀胱冲洗照护的基本要求（6 分）</td><td></td></tr>
<tr><td colspan="2">能否回答膀胱冲洗照护的注意事项（4 分）</td><td></td></tr>
<tr><td colspan="2">能否说明膀胱冲洗照护操作的流程及要点（8 分）</td><td></td></tr>
<tr><td>技能要求
（50 分）</td><td>操作是否
标准、规范
（50 分）</td><td>1. 遵守相关的法律法规（2 分）
2. 维护环境的安全、清洁，规避风险，保护照护对象安全（5 分）
3. 按 WHO“5 个洗手时刻”进行手部清洁（5 分）
4. 实施有效的时间管理（2 分）
5. 以照护对象为中心（5 分）
6. 评估全面、细致（5 分）
7. 展示良好的膀胱冲洗照护技巧（10 分）
8. 与照护对象沟通时，体现团队的作用（3 分）
9. 操作中符合人体工程原理（5 分）
10. 物品的取用、存放、安置合理，不浪费（3 分）
11. 操作后进行物品整理（2 分）
12. 操作后进行规范记录（3 分）</td><td></td></tr>
<tr><td rowspan="5">职业素质
（20 分）</td><td colspan="2">专业形象良好，自信、友善（3 分）</td><td></td></tr>
<tr><td colspan="2">沟通顺畅、自然、有效，能够运用沟通技巧恰如其分地传递信息（6 分）</td><td></td></tr>
<tr><td colspan="2">实施任务过程中，充分体现专业知识技能（3 分）</td><td></td></tr>
<tr><td colspan="2">对突发状况能快速应变，具有较强的问题解决能力（3 分）</td><td></td></tr>
<tr><td colspan="2">关注照护对象的情绪、病情变化和照护对象的需要，并给予有效的情感支持（5 分）</td><td></td></tr>
</table>

实践演练

潘某，女，72 岁，入住照护中心三年，长期有留置尿管。目前她病情稳定，意识清楚。为保持尿液引流通畅，照护者根据医嘱将为她进行膀胱冲洗。假设你是潘某的照护者，请实施操作并做好记录。

任务七
肛管排气照护

任务目标

1. 掌握肛管排气的操作要点和注意事项。
2. 能够协助医护人员为照护对象进行肛管排气照护。

任务描述

梁某，女，22 岁，由于肠腔积气导致腹胀。目前身体情况稳定，无活动障碍，意识清楚。根据医嘱，照护者将为梁某进行肛管排气，梁某感到有点害怕。假设你是梁某的照护者，你该如何实施照护?

任务讨论

1. 如何评估梁某的基本情况? 需要重点评估哪些方面?
2. 针对梁某的状况，如何进行肛管排气?
3. 在实施操作中，应该注意哪些事项?

方法指导

实施照护前，照护者需要对梁某的身体综合情况、过敏史、合作程度等进行全面评估，根据评估结果采取照护措施。目前梁某病情稳定，无活动障碍，意识清楚，可配合操作。照护过程中需关注梁某的安全，防止其坠床、受伤。实施照护后，需要进行记录。

相关知识

一、肛管排气的操作要点

1. 协助照护对象取左侧卧位。

2. 肛管插入深度为 15 ~ 18 cm，保留时间不大于 20 min。

3. 需观察照护对象腹胀减轻情况。

二、肛管排气的注意事项

1. 注意保暖，保护照护对象的隐私。

2. 连接排气装置时，防止空气进入直肠加重腹胀。需观察气体排出的情况，若有气体排出，可见瓶内液面下气泡逸出。

3. 如排气不畅，通过变换体位或按摩腹部可促进排气。

4. 保留肛管不宜超过 20 min，如需再次进行肛管排气，须间隔 2 ~ 3 h。

任务实施

一、评估与沟通

通过查阅照护对象的病历、照护记录，了解到梁某为肠腔积气导致腹胀。在现场对梁某的体重、病情、意识、过敏史、活动能力、心理状况、理解配合能力等进行评估，为实施照护操作做准备。照护过程中需注意安全，防止梁某跌倒、坠床。目前梁某意识清楚，病情稳定，照护者可单人实施操作。

二、照护准备

1. 照护环境准备

室温适宜，清洁、无异味，做好遮挡。

2. 照护者准备

衣着整洁，洗净双手。

3. 用品准备

手消毒液、清洁治疗盘、肛管、玻璃接头、引流管、玻璃瓶（内盛 3/4 瓶水）、瓶口系带、石蜡油、弯盘、棉签、卫生纸、一次性中单、胶布、手套、治疗单、笔、医疗垃圾桶、生活垃圾桶等。必要时备屏风。

4. 照护对象准备

按需可提前如厕，根据病情取舒适体位。

三、照护实施

1. 携用品至梁某床旁。

2. 核对梁某的床号、姓名、出生日期，说明肛管排气的目的、方法、注意事项及配合要点，征得其同意后实施操作。

3. 协助梁某取左侧卧位，臀下铺一次性中单。协助梁某将裤子褪至膝部，暴露肛门。将玻璃瓶系于床旁，弯盘置于近肛门处。

4. 排气操作

（1）戴手套，将引流管一端与肛管相连，另一端插入玻璃瓶液面下。用石蜡油润滑肛管前端，分开臀部，露出肛门。将肛管轻轻插入直肠 15 ~ 20 cm，用胶布固定于臀部，观察引流管有无气泡排出。

（2）若排气不畅，可协助梁某转换体位，按摩腹部，并随时询问梁某感受，观察腹胀、腹痛状况是否减轻。保留肛管 20 min 后用卫生纸包裹肛管轻轻拔出，弃于医疗垃圾桶内。擦净肛门，移走弯盘，撤去中单，脱手套。

5. 协助梁某穿上裤子。

6. 插上防护栏，协助梁某取舒适体位。

7. 告知梁某避免腹胀的方法，指导梁某保持健康的生活习惯。

四、整理用品，做好记录

1. 整理用品：分类处理，物归原处。

2. 床单位：整洁、舒适。

3. 梁某：体位舒适，符合病情要求。

4. 照护者进行手部清洁。

5. 记录：对实施照护的时间、照护措施与建议、特殊情况等进行记录。

能力测评

<table>
<tr><th>项目</th><th colspan="2">测评标准</th><th>得分</th></tr>
<tr><td rowspan="6">知识学习
（30 分）</td><td colspan="2">能否认真听老师讲课（2 分）</td><td></td></tr>
<tr><td colspan="2">听课过程中是否提出问题（4 分）</td><td></td></tr>
<tr><td colspan="2">能否回答评估照护对象的要点（6 分）</td><td></td></tr>
<tr><td colspan="2">能否回答肛管排气的操作要点（6 分）</td><td></td></tr>
<tr><td colspan="2">能否回答肛管排气照护的注意事项（4 分）</td><td></td></tr>
<tr><td colspan="2">能否说明肛管排气照护的操作流程及要点（8 分）</td><td></td></tr>
<tr><td>技能要求
（50 分）</td><td>操作是否标准、规范
（50 分）</td><td>1. 遵守相关的法律法规（2 分）
2. 维护环境的安全、清洁，规避风险，保护照护对象安全（5 分）
3. 按 WHO“5 个洗手时刻”进行手部清洁（5 分）
4. 实施有效的时间管理（2 分）
5. 以照护对象为中心（5 分）
6. 评估全面、细致（5 分）
7. 展示良好的肛管排气照护技巧（10 分）
8. 与照护对象沟通时，体现团队的作用（3 分）
9. 操作中符合人体工程原理（5 分）
10. 物品的取用、存放、安置合理，不浪费（3 分）
11. 操作后进行物品整理（2 分）
12. 操作后进行规范记录（3 分）</td><td></td></tr>
<tr><td rowspan="5">职业素质
（20 分）</td><td colspan="2">专业形象良好，自信、友善（3 分）</td><td></td></tr>
<tr><td colspan="2">沟通顺畅、自然、有效，能够运用沟通技巧恰如其分地传递信息（6 分）</td><td></td></tr>
<tr><td colspan="2">实施任务过程中，充分体现专业知识技能（3 分）</td><td></td></tr>
<tr><td colspan="2">对突发状况能快速应变，具有较强的问题解决能力（3 分）</td><td></td></tr>
<tr><td colspan="2">关注照护对象的情绪、病情变化和照护对象的需要，并给予有效的情感支持（5 分）</td><td></td></tr>
</table>

实践演练

李某，女，70 岁，入住照护中心一年，近日因肠积气导致腹胀。目前她病情稳定，意识清楚。根据医嘱，照护者将为她进行肛管排气。假设你是李某的照护者，请实施操作并做好记录。

任务八
康复功能训练

任务目标

1. 掌握不同类型康复功能训练方法。
2. 能够协助医护人员为照护对象进行关节被动运动照护。

任务描述

赵某，男，42 岁，一个月前因突发脑血管意外导致左侧身体偏瘫。目前他左上肢肌力为 3，左下肢肌力为 2，右侧肌力正常，病情稳定，意识清楚，昨日转入照护中心。假设你是赵某的照护者，将指导、协助赵某进行康复功能训练，你该如何实施照护?

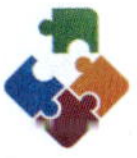

任务讨论

1. 如何评估赵某的基本情况? 需要重点评估哪些方面?
2. 针对赵某的状况，如何进行康复功能训练?
3. 在实施操作中，应该注意哪些事项?

方法指导

实施照护前，照护者需要对赵某的身体综合情况、过敏史、合作程度等进行全面评估，根据评估结果采取照护措施。目前赵某病情稳定，意识清楚，可配合操作。赵某左侧肌力不足，照护过程中需关注赵某的安全，防止其坠床、受伤。实施照护后，需要进行记录。

相关知识

一、自主康复功能训练方法

1. 呼吸功能训练

（1）缩唇腹式呼吸训练

1）照护对象取立位（体弱者可取半卧位或坐位）。

2）将左右手分别放在胸部和腹部。

3）照护对象经鼻深吸气 2 s，左手放在胸部不动，控制胸廓运动，上腹隆起。缩唇缓慢呼气 4 s，呼气临近结束时右手向上向后方用力。

（2）咳嗽呼吸训练

1）照护对象取坐位，身体前倾，双手放于腹部。

2）深吸气。

3）短暂憋气。

4）呼气时，双手按压腹部，用力咳嗽。

2. 吞咽功能训练

（1）声门上吞咽训练（模拟吞咽训练）方法

指导照护对象经鼻腔深吸一口气，然后屏住气进行吞咽，吞咽后立即咳嗽。

（2）促进吞咽反射的方法

指导 / 协助照护对象用手上下摩擦甲状软骨至下颌下方的皮肤，可引起下颌的上下运动和舌部的前后运动，从而引发吞咽。

二、主动康复功能训练的照护方法

1. 肩胛关节松动训练

协助照护对象取健侧卧位，患侧在上，屈肘，前臂放在上腹部。照护者面向照护对象站立，上方手放在肩部，下方手从上臂下面穿过，拇指与四指分开，固定肩胛骨下角，双手同时向各个方面活动肩胛骨，使肩胛骨分别作上抬、下降、前伸（向外）、回缩（向内）运动，也可以把上述运动结合起来，做旋转运动。

协助照护对象取仰卧位，上肢处于休息位，肩外展约 50°，前臂中立位。照护者站在照护对象躯干及外展上肢之间，外侧手托住上臂远端及肘部，内侧手四指放在腋窝下肱骨头内侧，拇指放在腋前。内侧手向外侧持续推肱骨 10 s，然后放松。操作中要保持分离牵引力与关节盂的治疗平面相垂直。

照护对象仍取仰卧位，上肢稍外展，照护者站在照护对象躯干及外展上肢之间，外侧手握住肱骨远端，内侧手放在腋窝，拇指放在腋前。外侧手向足的方向持续牵拉肱骨 10 s，使肱骨在关节盂内滑动，然后放松。操作中要保持牵引力与肱骨长轴的平行。训练过程中要与照护对象沟通并观察照护对象的反应。

2. 膝关节松动训练

（1）长轴牵引法

协助照护对象取坐位、仰卧位或俯卧位。开始时膝关节处于休息位，照护者双手握住小腿远端，双手固定，沿胫骨长轴牵拉，分离关节面。

（2）前后向滑动法

协助照护对象取坐位，患肢屈膝，腘窝下垫一条毛巾卷。照护者面向照护对象，上方手放在小腿近端前面，下方手放在小腿远端，下方手将小腿稍上抬，上身前倾，上方手不动，借助上身及上肢力量将胫骨近端向背侧推动。

（3）后前向滑动法

协助照护对象取仰卧位，患侧下肢曲髋、屈膝，足平放床上，健侧下肢伸直。照护者坐在治疗床一侧，大腿压住照护对象足部，双手握住小腿近端，拇指放在髌骨下缘，四指放在腘窝后方，双手固定，身体后倾，借助上肢力量将胫骨向前推动。

（4）侧方滑动法

协助照护对象取仰卧位，下肢伸直。照护者面向照护对象站立，双手将下肢托起，内侧手放在小腿近端内侧，外侧手放在大腿远端外侧，将小腿夹在内侧前臂与躯干之间，外侧手固定，内侧手将胫骨向外侧推动。

（5）伸膝摆动法

照护对象取仰卧位，患侧下肢稍外展，屈膝。照护者背向照护对象站立，将患侧下肢置于上臂与躯干之间，双手握住小腿远端，将小腿稍向下牵引并同时向上摆动。

（6）旋转摆动法

照护对象取仰卧位，下肢稍外展。照护者面向照护对象站立，上方手放在大腿远端，下方手托住足跟。上方手固定，下方手将小腿向内转动或向外转动。训练过程中要与照护对象沟通，并观察照护对象的反应。

3. 髋关节松动训练

（1）长轴牵引法

协助照护对象取仰卧位，双手抓住床头或者以绑带固定照护对象身体，下肢自然摆位。照护者面向照护对象，双手抓住大腿远端，沿大腿长轴向足部牵拉，身体可后倾助力。

（2）分离牵引法

照护对象取仰卧位，患侧屈髋 90°。照护者面向照护对象，肩部扛在照护对象患侧腿的腘窝下，双手抱住股骨向足部方向牵拉。分离时外力要与关节面垂直，身体可后倾助力。

（3）前后向滑动法

协助照护对象取仰卧位，照护者站在照护对象患侧大腿一侧，一只手放于照护对象大腿近端前外侧固定不动，另一只手放在膝盖下方的腘窝内侧，将大腿稍托起后，将股骨向背侧推动。

（4）后前向滑动法

协助照护对象取侧卧位，照护者站于照护对象背后，一只手固定骨盆，另一只手放在股骨大腿骨后侧位置。固定骨盆的手向后拉骨盆，股骨大腿骨后的手向前推骨盆。

（5）屈曲摆动法

协助照护对象取仰卧位，将患侧屈髋屈膝，另一侧腿伸直。照护者一只手放在膝关节上，另一只手托住小腿，将大腿向腹侧摆动。

（6）旋转摆动法

协助照护对象取俯卧位，屈膝 90°。照护者一只手固定臀部，另一只手握住小腿远端的足踝处，内旋时小腿向外摆动，外旋时小腿向内摆动。

（7）内收内旋摆动法

协助照护对象取仰卧位，将患侧腿屈膝屈髋。照护者一只手扶住患侧髋部固定，另一只手放在膝盖外侧，将大腿向对侧髋部方向摆动。

（8）外展外旋摆动法

照护对象取仰卧位，患侧腿屈膝，脚踝置于另一侧腿膝关节上方。照护者以内侧手固定远处髋关节上方，外侧手置于患侧腿的膝盖上方，向下摆动膝关节。在训练过程中，要与照护对象沟通并观察照护对象的反应。

三、被动康复功能训练的方法

1. 物理疗法

物理疗法可进行脑部、躯体、四肢各关节的理疗。

2. 基本动作训练

基本动作训练包括起、坐、立、卧等动作训练，重症患者可以在床上锻炼坐位、卧位、左侧位、右侧位等体位变化和训练。

3. 身体姿势训练

身体姿势训练包括矫正躯干和四肢的屈曲姿势，反复训练可保持躯干直立和四肢的良好姿态。

4. 关节主动助力运动

常用的关节主动助力运动有器械练习、悬吊练习和滑轮练习。

（1）器械练习

利用杠杆原理，以器械为助力，带动活动受限的关节进行活动。

（2）悬吊练习

利用挂钩、绳索、滑轮将需要活动的肢体悬吊起来，使其在去除肢体重力的情况下进行活动。

（3）滑轮练习

利用滑轮装置和绳索，通过健侧肢体帮助患侧肢体活动。

5. 关节被动运动

（1）从远端关节至近端关节进行被动运动。

（2）关节被动运动到最大幅度，宜作短时的维持。

（3）关节被动运动应缓慢、轻柔，根据疼痛的感觉控制用力程度，切忌冲击和暴力，以免软组织损伤或反射性痉挛。

任务实施

一、评估与沟通

通过查阅照护对象的病历、照护记录，了解到赵某为左侧肌力下降、右侧肌力正常。在现场对赵某的体重、病情、意识、过敏史、活动能力、心理状况等进行评估，为实施照护操作做准备。照护过程中需注意安全，防止赵某跌倒、坠床。赵意识清楚，病情稳定，照护者可单人实施操作。

二、照护准备

1. 照护环境准备

室温适宜，清洁、无异味。

2. 照护者准备

衣着整洁，洗净双手。

3. 用品准备

治疗车、医嘱单、手部消毒液、登记本、笔等。

4. 照护对象准备

按需可提前如厕，根据病情取舒适体位。

三、实施照护

1. 携用品至赵某床旁。

2. 核对赵某的床号、姓名、出生日期，说明关节被动运动的目的、方法、注意事项及配合要点，征得赵某同意后操作。

3. 从远端关节（见图 3-8-1）至近端关节（见图 3-8-2）对赵某的左侧关节进行被动运动。

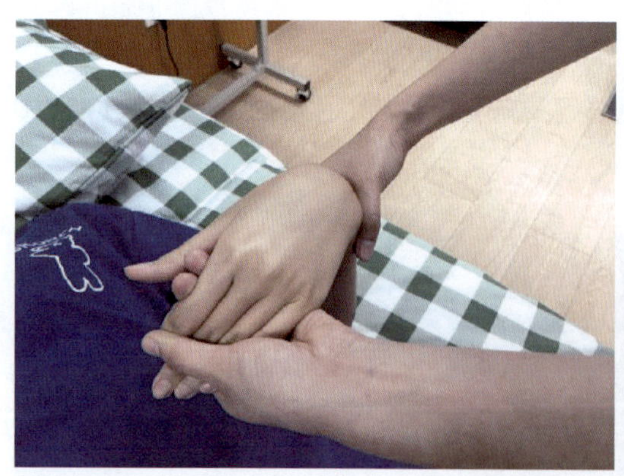

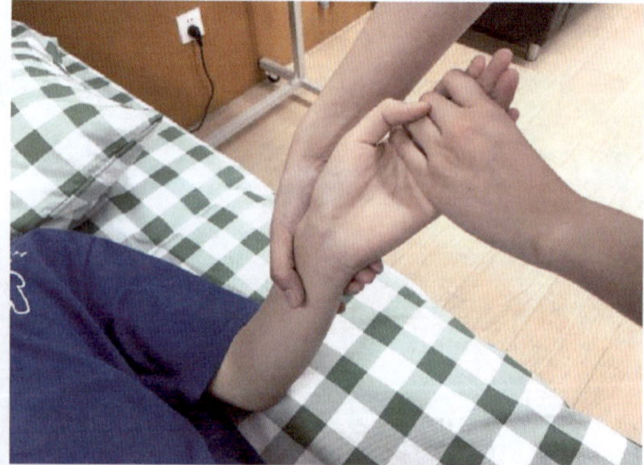

图 3-8-1　对照护对象的远端关节进行被动运动

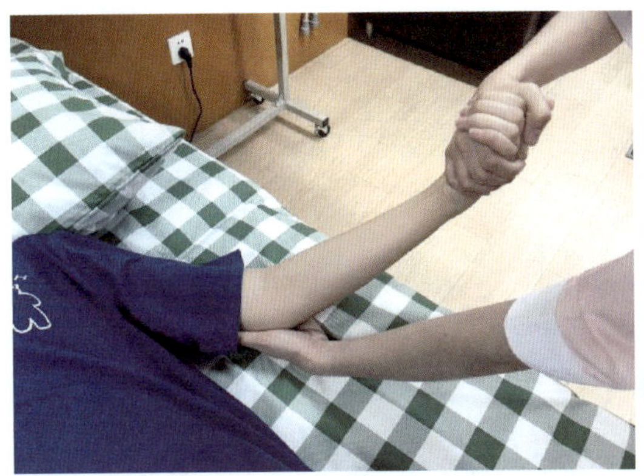
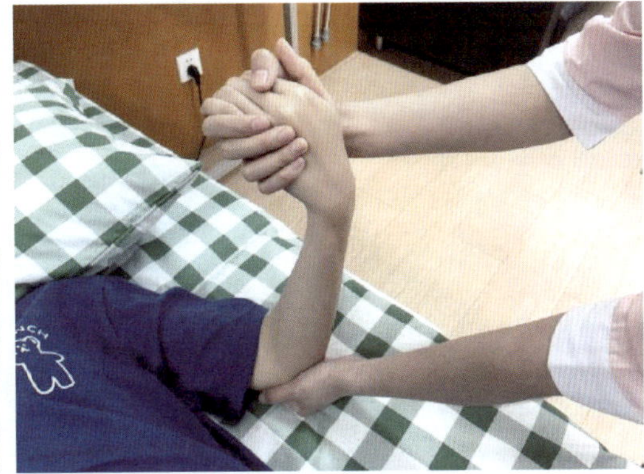

图 3-8-2　对照护对象的近端关节进行被动运动

4. 利用较大振幅和低速的手法，先小幅度后大幅度，或强弱交替被动地活动赵某的关节，常用手法包括关节的摆动、滚动、滑动、旋转、牵拉和挤压等。

5. 指导赵某活动右侧肢体。

6. 指导赵某在右手的协助下，对左侧肢体进行功能锻炼。

7. 插上防护栏，协助赵某取舒适体位。

四、整理用品，做好记录

1. 整理用品：分类处理，物归原处。

2. 床单位：整洁、舒适。

3. 赵某：体位舒适、安全，符合病情要求。

4. 照护者进行手部清洁。

5. 记录：对实施照护的时间、照护措施与建议、特殊情况等进行记录。

能力测评

项目	测评标准	得分
知识学习（30 分）	能否认真听老师讲课（2 分）	
	听课过程中是否提出问题（4 分）	
	能否回答评估照护对象的要点（6 分）	
	能否回答自主康复功能的训练方法（6 分）	
	能否回答主动康复功能的训练方法（4 分）	
	能否说明被动康复功能训练方法的操作流程及要点（8 分）	

续表

项目	测评标准		得分
技能要求（50分）	操作是否标准、规范（50分）	1. 遵守相关的法律法规（2分） 2. 维护环境的安全、清洁，规避风险，保护照护对象安全（5分） 3. 按WHO“5个洗手时刻”进行手部清洁（5分） 4. 实施有效的时间管理（2分） 5. 以照护对象为中心（5分） 6. 评估全面、细致（5分） 7. 展示良好的康复功能训练技巧（10分） 8. 与照护对象沟通时，体现团队的作用（3分） 9. 操作中符合人体工程原理（5分） 10. 物品的取用、存放、安置合理，不浪费（3分） 11. 操作后进行物品整理（2分） 12. 操作后进行规范记录（3分）	
职业素质（20分）	专业形象良好，自信、友善（3分）		
	沟通顺畅、自然、有效，能够运用沟通技巧恰如其分地传递信息（6分）		
	实施任务过程中，充分体现专业知识技能（3分）		
	对突发状况能快速应变，具有较强的问题解决能力（3分）		
	关注照护对象的情绪、病情变化和照护对象的需要，并给予有效的情感支持（5分）		

实践演练

丁某，女，52岁，为缓解关节疼痛，寻求社区卫生服务中心的帮助。丁某目前病情稳定，意识清楚。假设你将上门为丁某进行关节被动运动，请实施操作并做好记录。